Reinigungsdienste und Hygiene in Krankenhäusern und Pflegeeinrichtungen

Ludwig C. Weber

Reinigungsdienste und Hygiene in Krankenhäusern und Pflegeeinrichtungen

Leitfaden für Hygieneverantwortliche

2., aktualisierte und erweiterte Auflage

Mit 110 Abbildungen

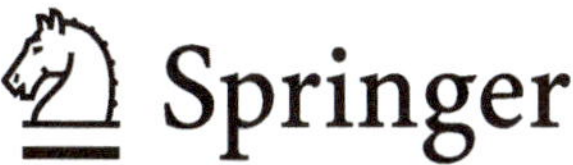

Ludwig C. Weber
ludwig.c.weber@t-online.de

ISBN 978-3-662-52722-1 978-3-662-52723-8 (eBook)
DOI 10.1007/978-3-662-52723-8

Die Deutsche Nationalbibliothek verzeichnet diese Publikation in der Deutschen Nationalbibliografie; detaillierte bibliografische Daten sind im Internet über http://dnb.d-nb.de abrufbar.

Springer

Umschlaggestaltung: deblik Berlin
Fotonachweis Umschlag: © deblik Berlin

Gedruckt auf säurefreiem und chlorfrei gebleichtem Papier

Springer ist Teil von Springer Nature
Die eingetragene Gesellschaft ist Springer-Verlag GmbH Berlin, Heidelberg

Geleitwort

Lieber Ludwig,

ein Geleitwort in Briefform ist einmal etwas Neues, denn ich habe schon viele Geleitworte für verschiedene Bücher geschrieben, sie waren meist recht formal und trocken.

Du warst einer der ersten Hygienefachkräfte Deutschlands, ausgebildet in den USA an den Centers for Disease Control and Prevention in Atlanta. Du hast jahrzehntelange Erfahrung als Hygienefachkraft am Universitätsklinikum Freiburg und in einigen anderen Kliniken in Deutschland. Du warst jahrelang Pflegedienstleitung und kennst somit das Krankenhaushygienegeschäft in der Praxis wie kaum ein anderer.

Dein Spezialgebiet während der krankenhaushygienischen Tätigkeit war schon immer Reinigung und Desinfektion im Krankenhaus. In unserer jahrelangen Zusammenarbeit in Freiburg habe ich nicht nur Dein großes persönliches Engagement geschätzt, sondern auch Deine Fähigkeit, Deine Ideen didaktisch perfekt zu Papier zu bringen. Dies merkt man auch dem vorliegenden Buch an.

Ich wünsche Dir und Deinem Buch viel Erfolg.

Franz Dasch

Prof. Dr. med. Franz Daschner
em. Direktor des Instituts für Umweltmedizin und Krankenhaushygiene,
Universitätsklinikum Freiburg
Vorstandsvorsitzender der Stiftung viamedica – Stiftung für eine gesunde Medizin

Vorwort

Häufig berichten Printmedien und TV über Infektionen und Hygienemängel in Krankenhäusern. Leider ist immer wieder festzustellen, dass nach wie vor die Tätigkeit eines ungeschulten Reinigungsdienstes nicht als potenzielle Gefahr der Keimverschleppung gesehen wird. Diese Berichtserstattungen wurden in letzter Zeit noch untermauert durch Berichte von professioneller Seite.

Aufgrund von anhaltenden, eindeutigen Patientenbeschwerden führte die Deutsche Gesellschaft für Krankenhaushygiene (DGKH) 2013 eine Umfrage in über 250 Krankenhäusern und Rehakliniken durch, die eindeutig Mängel bei Reinigungsdiensten aufzeigten.

» Die DGKH stellt klar, dass im Sinne der Bündelstrategie Hausreinigung und Flächendesinfektion neben der Händedesinfektion, Instrumentenaufbereitung und persönlichen Schutzmaßnahmen Grundpfeiler der Basishygiene sind, ohne die die Patientensicherheit nicht zu gewährleisten ist; es ist daher zu fordern, dass in Risikobereichen – wie Intensivstationen und OP-Abteilungen – grundsätzlich nur festes Personal zur Reinigung und Flächendesinfektion eingesetzt wird.

» Die DGKH fordert vor dem Ergebnis der Umfrageergebnisse nachdrücklich eine Änderung zur Risikoeinschätzung zur Hausreinigung und Flächendesinfektion. Ohne eine Verbesserung in der desinfizierenden Reinigung wird es nicht gelingen, die Bedrohung durch antibiotikaresistente Erreger unter Kontrolle zu bringen.

Die Medien berichten auch von der Zunahme multiresistenter Krankenhauserreger. Auf dem G7-Gipfel in Elmau/Bayern im Juni 2015 hat die Bundesrepublik Deutschland erstmals das Thema »multiresistenten Keime« auf die Agenda gesetzt und als globales Problem benannt.

Seit Erscheinen meines ersten Buches 2013 habe ich zahlreiche Schulungen für Reinigungsdienste durchgeführt. So konnte ich feststellen, dass, wenn auch noch zögerlich, zunehmend Klinikleitungen die Notwendigkeit erkannt haben, sich von externer Seite professionell schulen zu lassen. Kliniken, die diesen Weg gehen, werden ihrer Verantwortung gerecht und nehmen auch die Branche der Reinigungsdienstleister in der Infektionsprophylaxe ernst.

Immer wieder: Die wichtigste Person ist die Hygienefachkraft.

Nach wie vor ist die Hygienefachkraft die wichtigste Person in der Schulung, der Qualitätskontrolle und Begleitung des Reinigungsdienstes. Sie übermittelt die neuesten Hygieneempfehlungen des Robert Koch-Instituts (RKI) und »übersetzt«, was für den Reinigungsdienst relevant ist.

Wenn Bereichs- und/oder Objektleiter von externen Reinigungsdienstleistern und Hauswirtschaftsleitungen interner Reinigungsdienstleiter gemeinsam mit der Hygienefachkraft Messen für Reinigungsdienstleister besuchen würden, könnten ergonomische und hygienisch sinnvolle Arbeitsgeräte für den Reinigungsdienst ausgewählt und beschafft werden. Die großen Messen finden 2016 in Amsterdam (interclean) und 2017 in Berlin (CMS – Cleaning, Management, Services) statt. In diesem Wechsel kann praktisch jedes Jahr eine der weltweit größten Messen für Reinigungsdienstleister besucht werden.

Die oben genannten großen Messen von Reinigungsdienstleistern zeigen, dass sich die Hersteller von Reinigungsutensilien und Gerätschaften Gedanken machen, ihre Produkte noch effizienter im Sinne der Vermeidung der Keimübertragung zu gestalten. Das fängt bei einem neuen Spendesystem für Einmalhandhandschuhe an und geht bis zur hygienisch durchdachten Fußbodenreinigungsmaschine.

In diesem Buch möchte ich einige dieser Produkte aufgreifen. Ansprechen werde ich auch die infektionsprophylaktische Tätigkeit von Reinigungsdiensten in besonders sensiblen Bereichen wie (Neonatologie-) Intensivstationen sowie Stationen für Schwerbrandverletzte.

Auch in dieser Neuauflage ist es mein Ziel, praxisnahe Empfehlungen zu geben, was ein guter Reinigungsdienst zu beachten hat. In Zukunft werden die Krankenhaushygiene und damit zwangsläufig auch der Reinigungsdienst mehr und mehr in den Fokus treten; hierzu mehr in ▶ Kap. 4 (▶ Abschn. Krankenhaus-Strukturgesetz).

Frau Waltraud Schleipen, Hygieneexpertin und Referentin für Krankenhaushygiene, sowie Herrn Priv.-Doz. Dr. med. Sebastian Schulz-Stübner, Krankenhaushygieniker am Deutschen Beratungszentrum für Hygiene GmbH, danke ich für ihr kritisches Überarbeiten des Manuskriptes und hilfreiche Vorschläge. Herrn Jens Giering aus dem Stationsleitungsteam der Intensivstation für Schwerbrandverletzte der BG Unfallklinik in Ludwigshafen/Rhein, und Frau Martina Karrer, Leitende Pflegekraft der Neonatologischen Intensivstation des St. Josefskrankenhauses der RKK-Krankenhäuser in Freiburg im Breisgau, danke ich für Einblicke in die Tätigkeit einer Reinigungskraft in diesen hygienisch sensiblen Bereichen. Frau Camilla Heimburger, Hauswirtschaftsleitung der BDH-Rehabilitationsklinik Elzach, Frau Beate Peter, Hauswirtschaftliche Betriebsleitung des Loretto-Krankenhauses der RKK-Krankenhäuser in Freiburg im Breisgau, danke ich für die Zusammenarbeit zum Entstehen praxisbezogener Abbildungen.

Ausdrücklich bedanken möchte ich mich bei Herrn Peter Hennig, Visionclean. Einige der Abbildungen im Buch wurden speziell dafür angefertigt. Diese realistischen 3D-Abbildungen lassen sich sehr gut für Schulungszwecke in PowerPoint-Präsentationen, aber auch laminiert am Reinigungswagen zur Gedankenstütze für neue Mitarbeiter verwenden.

Frau Sarah Busch, Programmplanung Pflege, Associate Editor, Frau Dr. Ulrike Niesel, Projektmanagement Buch Medizin und Gesundheitsfachberufe, meiner Lektorin Frau Michaela Mallwitz und dem Team des Springer-Verlages im Umbruch danke ich für zielführende Unterstützung zu diesem Buch.

Von Herzen danke ich meiner Frau Regina, die wiederum unendlich viel Geduld und ein Einsehen hatte, dass das Thema »Reinigungsdienste und Hygiene« weiter bearbeitet werden musste.

Ludwig C. Weber
Merdingen, im Sommer 2016

Inhaltsverzeichnis

Einleitung

Externe Reinigungsunternehmen und interne Reinigungsdienste – Verursacher von Krankenhausinfektionen!?

L.C. Weber

L.C. Weber, *Reinigungsdienste und Hygiene in Krankenhäusern und Pflegeeinrichtungen*,
DOI 10.1007/978-3-662-52723-8_1, © Springer-Verlag Berlin Heidelberg 2016

Nosokomiale Infektionen, die bei einem Patienten auftreten, werden in einem Krankenhaus erworben. Schon im Jahre 1995 ermittelte eine Prävalenzstudie nosokomiale Infektionen bei 525.000 Patienten pro Jahr, was einer durchschnittlichen Rate von 3,5% entspricht (Rüden et al. 1995). Seit dieser Zeit wird mit 500.000–600.000 nosokomialen Infektionen in deutschen Krankenhäusern gerechnet. Am Universitätsklinikum Jena wurde im Rahmen einer bundesweit einzigartigen ALERT-Studie (Start 2011) eine auf vier Jahre festgelegte Studie am Sepsis-Forschungs- und Behandlungszentrum unter Leitung von Herrn Prof. Dr. Frank Martin Brunkhorst durchgeführt. An der Studie sind innerhalb der Universitätsklinik 12 Kliniken beteiligt. Alle Berufsgruppen von Ärzten über Pflegekräfte bis zum Reinigungspersonal sind darin eingebunden. Vorläufigen Hochrechnungen zufolge bestätigt sich die oben genannte Zahl von 1995, dass von bis zu 600.000 nosokomialen Infektionen in deutschen Krankenhäusern ausgegangen werden muss. Die Studie ist noch nicht abgeschlossen. Vor dem Hintergrund zunehmend multiresistenter Krankenhauserreger ist eine weitaus höhere Infektionsrate nicht auszuschließen.

Im April 2014 fand in Berlin der 12. Kongress der Deutschen Gesellschaft für Krankenhaushygiene (DGKH) statt. In der Pressekonferenz erklärte die DGKH, dass in deutschen Krankenhäusern jährlich mit 900.000 nosokomialen Infektionen und mindestens 30.000 Todesfällen gerechnet werden muss. Die oben genannten Zahlen von Prof. Rüden und Prof. Martin, die seit vielen Jahren genannt werden, müssten demnach nach oben korrigiert werden.

Eine Studie von 2015 (Lübbert et al. 2015) zeigte, dass fast jeder dritte Fernreisende in seiner Darmflora (ESBL-MRGN) E. coli, Kleb. pneumonia als »Reisesouvenir« mit nach Hause bringt. ESBL-MRGN ist die Bezeichnung für normale Darmkeime, die eine Multiresistenz gegen 3 oder 4 der am häufigsten verabreichten Antibiotika erworben haben.

Infektionen mit 4-MRGN-Keimen in einem Krankenhaus sind derzeit der »worst case« der Krankenhaushygiene.

Tipp

Hygieneverantwortliche Ärztliche Direktoren, aber auch Geschäftsführer eines Krankenhauses und von Pflegeeinrichtungen sollten demnach in Zeiten von zunehmenden 4 MRGN die Worte der DGKH ernst nehmen und einen gut geschulten Reinigungsdienst als unbedingte Notwendigkeit sehen.

Externe Reinigungsdienste sind per se Gebäudereiniger. Interne Reinigungsdienste gehen aus Hauswirtschaftsabteilungen und Stationshilfen hervor. Die Leiter dieser Abteilungen werden heute noch »Hauswirtschaftsleitung« genannt. Gelernte Gebäudereiniger haben ein Fachwissen über chemische Zusammensetzungen der Reinigungsmittel und deren Kompatibilität mit unterschiedlichen Materialien von Oberflächen.

Die Ausbildung zum Gebäudereiniger ist vielfältig. Hygienisches und infektiologisches Wissen ist in der Fachliteratur der Gebäudereiniger gut dargestellt. Die Fachliteratur behandelt Bakteriologie, infektiöse Erkrankungen und Schutzmaßnahmen, Problematik der Krankenhauserreger sowie Besonderheiten in speziellen Bereichen wie z. B. OP (Lutz 2010). Leider wird die Fachliteratur in der Praxis in sehr vielen Fällen lückenhaft bis gar nicht beachtet bzw. gelebt. Interne Reinigungsdienste, die in der Regel keine Ausbildung haben, orientieren sich nach den Anweisungen der Hauswirtschaftsleitung, der Pflegekräfte auf Station oder der Hygieneabteilung.

1.1 Hygieneverantwortliche sind die Schlüsselposition

Hygieneverantwortliche in einem Krankenhaus oder einer Pflegeeinrichtung ziehen ihre Hygiene-

Tab. 1.1 Der Reinigungsdienst in medizinischen Einrichtungen zunehmend im Fokus – eine Chronologie (Stand: März 2016)

2011	Überarbeitetes IfSG zur Verbesserung der Hygienequalität im Krankenhaus passiert den Bundesrat.
2013	Die **DGKH (Deutsche Gesellschaft für Krankenhaushygiene)** führt aufgrund von anhaltenden Patientenbeschwerden über Reinigungsdienste eine Umfrage in Krankenhäusern durch (Deutsche Gesellschaft für Krankenhaushygiene e. V. – DGKH 2014): »Die DGKH fordert vor dem Hintergrund der Umfrageergebnisse nachdrücklich eine Änderung der Risikoeinschätzung zur Hausreinigung und Flächendesinfektion. Ohne eine Verbesserung in der desinfizierenden Reinigung wird es nicht gelingen, die Bedrohung durch antibiotikaresistente Erreger unter Kontrolle zu bringen.«
2014	Aus **GMBl (Gemeinsames Ministerialblatt) Nr. 10/11 vom 07.03.2014** »Neufassung der TRBA 250 anlässlich der Umsetzung der Nadelstichrichtlinie 2010/32/EU in der neugefassten BiostoffV« (Bundesgesetzblatt 2013). Abschnitt 5.3 Reinigungsarbeiten – neu formuliert als eigenständiger Abschnitt.
2014	**DGKH 12. Kongress für Krankenhaushygiene Berlin April** (Statement auf der Pressekonferenz) »Bei den zukünftigen Strategien zur Kontrolle gramnegativer Stäbchenbakterien wird der sachgerechten Reinigung und Desinfektion wahrscheinlich ein gleich großer Stellenwert wie Antibiotika zukommen …« »Der sachgerechten Reinigung und Desinfektion kommt aus infektionsprophylaktischen Gründen ein erheblicher und derzeit absolut unterschätzter Stellenwert zu …«
2014	**Bericht der Bunderegierung über nosokomiale Infektionen und Erreger** mit speziellen Resistenzen und Multiresistenzen des Jahres 2014 besagt, dass bei einer Umfrage die Länder Gelegenheit hatten, Optimierungsbedarf aus der Sicht der Gesundheitsämter darzustellen. Unter »Personalausstattung der Krankenhäuser« steht mangelnde Qualität der Reinigungsleistungen durch externe Reinigungsdienste.
2015	**Krankenhausthemen erstmals bei G7-Gipfel auf internationaler Ebene** Im Zusammenhang mit dem G7-Gipfel wurde ein 10-Punkte-Plan zur Bekämpfung resistenter Erreger verabschiedet. **Hygienestandards in allen Einrichtungen weiter ausbauen** »Eine wichtige Voraussetzung der Umsetzung von Hygienestandards ist qualifiziertes ärztliches und pflegerisches Personal **sowie Reinigungspersonal** in ausreichender Zahl«. Hier wurde explizit der Reinigungsdienst das erste Mal beim Namen genannt.
2015 Juni	**TV-Reportage** Erstmals TV-Reportage über Probleme in der Krankenhausreinigung (ZDF Frontal 21 »Hygienemängel und schlampige Arbeit«).
2016	**Krankenhausstrukturgesetz** »Pay for Performance«: Mehr Infektionskontrolle und Hygiene. Reinigungsdienste im Krankenhaus sind Teil der Hygiene. Krankenhäuser müssen sich auf ihrer Internetseite klar verständlich dem Patienten präsentieren und für die Qualität in ihrem Krankenhaus werben. Schlechte Qualität bedeutet finanzielle Einbußen.
2016 Januar	**TV-Reportage** Katastrophale Missstände in deutschen Krankenhäusern: personell, Hygiene und Reinigungsdienst (RTL Team Wallraff).
2016 März	**TV-Reportage** »Wie gut sind unsere Krankenhäuser«. Auch der wichtige Punkt »Hygiene im Krankenhaus« wird untersucht (ZDF zur besten Sendezeit um 20.15 Uhr).

abteilung zu Rate, worauf beim Reinigungsdienst zu achten ist und wie Hygieneregeln eingehalten werden können. Dieses Buch möchte vor allem Hygieneverantwortliche in Kliniken und Pflegeeinrichtungen, aber auch ambulanten Operationszentren und Rehabilitationskliniken ansprechen. Hygieneverantwortliche sollten auch in den Auswahlprozess eines externen Reinigungsunternehmens involviert werden.

▣ Tab. 1.1 zeigt eine Chronologie zum Thema »Reinigungsdienst in medizinischen Einrichtungen zunehmend im Fokus«.

> **Deutsche Gesellschaft für Krankenhaushygiene: »Hygienefachpersonal muss bei Neustrukturierung, Neuvergaben oder Problemen der Hausreinigung die Qualitätskriterien des internen oder externen Dienstleisters aus hygienischer Sicht beurteilen«.**

Viele Anregungen und Hinweise aus dem Buch können auch für die Reinigungsdienste selbst von Interesse sein. So eignet sich das Buch auch für die Weitergabe und Empfehlung an Reinigungsdienste, mit denen Sie zusammenarbeiten.

> **Dieses Buch befasst sich ausschließlich mit dem infektionspräventiven Aspekt der Tätigkeit der Reinigungsdienste.**

▪ **Die Geschäftsführung von Krankenhäusern**

Bei der Vergabe von Aufträgen an externe Reinigungsunternehmen sollte zwingend die Qualität über hygienisches Fachwissen der Reinigungsdienste ein wichtiger Faktor sein. Es ist auf keinen Fall ausreichend, wenn die Geschäftsführung eines Krankenhauses die Eigenpräsentation eines Reinigungsunternehmens als Fakt akzeptiert, nach dem Motto: »Das sind Profis, die wissen schon, wie ein Krankenhaus gereinigt wird«.

Richtig ist, Reinigungsunternehmen sind Gebäudereiniger, die z. B. ein Bürogebäude korrekt und effizient reinigen können.

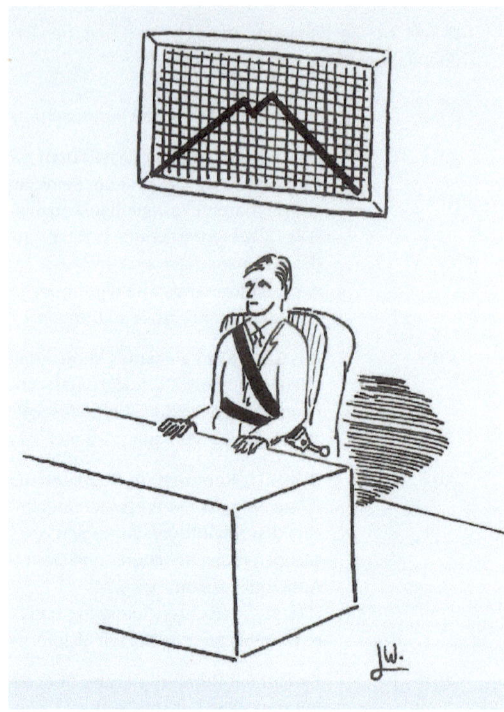

▣ **Abb. 1.1** Schlechte Presse – schlechte Belegung

Falsch ist, dass diese Reinigungsunternehmen automatisch ein entsprechendes Fachwissen besitzen, was, wie, wann und womit in einem Krankenhaus zu desinfizieren ist und wie Übertragungen von Krankheitserregern auch durch den Reinigungsdienst zu verhindern sind.

Darauf sollten Sie achten

- Wenn bei der Vertragsvergabe an externe Reinigungsunternehmen das einzige Kriterium der Preis ist, d. h. der billigste externe Anbieter bekommt den Auftrag, kann dies zu gravierenden Hygienefehlern mit fatalen Folgen führen sowie zusätzliche Kosten verursachen, und zeigt kein verantwortungsbewusstes Handeln.
- Wer einen externen Reinigungsdienst vor Vertragsvergabe nicht fachkompetent

prüfen lässt, trägt Mitverantwortung, wenn später die Einrichtung wegen nosokomialer Infektionen in den Schlagzeilen steht (Abb. 1.1). Der Reinigungsdienst kann dies verursacht haben oder am Geschehen beteiligt gewesen sein.

- Externe wie interne Reinigungsdienste sollten auch im laufenden Betrieb regelmäßig begleitet und geschult werden – auch von externen Sachverständigen.

Die Hygienefachkraft könnte Referenzeinrichtungen der Reinigungsunternehmen in Augenschein nehmen. Dabei sollte die Hygienefachkraft Arbeitsgerät, Arbeitsweisen, QM-Dokumentation, Verfahrensanweisungen und Unterlagen bisheriger Schulungen, vom Reinigungsunternehmen selbst durchgeführt, prüfen.

Reinigungsdienste verstoßen gegen Gesetze und Regeln

Die folgende Auflistung »Regelverstöße« (Tab. 1.2) zeigt eine Auswahl, bei welchen Arbeiten

Tab. 1.2 Derzeitige Praxis vieler Reinigungsdienste

Tägliche Missachtungen Derzeitige Praxis vieler Reinigungsdienste	Empfehlungen der KRINKO, verbindlicher Regeln und Gesetze biologische Arbeitsstoffe betreffend (BioStoffV)
Tragen von Schmuck (auch Ehering) und Verbot von Nagelkosmetik	TRBA 250: 4.1.7 Organisatorische und hygienische Maßnahmen
Keine oder lückenhafte Betriebsanweisungen und fehlende Zuordnung zu Schutzstufen	TRBA 250: 3.4 Zuordnung von Schutzstufen, sowie 7 Betriebsanweisung und Unterweisung der Beschäftigten analog zur BioStoffV § 11 und 14
Keine oder unregelmäßige Schulung des Personals in korrekten hygienischen Verhaltensweisen	TRBA 250: 7 und BioStoffV § 14 Betriebsanweisung und Unterweisung der Beschäftigten KRINKO: Schulungsstatus Reinigungsdienst
Mitführen von Speisen oder Getränken auf dem Reinigungswagen	TRBA 250: 4.1.6 Nahrungs- und Genussmittel
Umkleideräume und korrekte Waschplätze für die Händehygiene	TRBA 250: 4.1.1 Handwaschplatz 4.1.8 Umkleidemöglichkeiten und Arbeitskleidung
Mangelhafte Schutzkleidung	TRBA 250: 4.2.6 Bereitstellung und Einsatz persönlicher Schutzausrüstung (allgemein)
Keine oder unregelmäßige Unterweisung bei Zytostatikakontaminationen und deren Entfernung	TRGS 525: 5.4 Unbeabsichtigtes Freisetzen von CMR-Arzneistoffen
Eintauchen von Reinigungstücher in die Lösung und Wiederverwendung des Tuches	KRINKO: Anforderungen an die Hygiene bei der Reinigung und Desinfektion von Flächen
Keine oder mangelhafte Unterweisung in HACCP bei Serviceleistungen im stationären Bereich	KRINKO: Anforderungen an die Hygiene bei der Lebensmittelversorgung und ihre Qualität
Nasses/feuchtes Arbeitsgerät bis zum nächsten Tag, gelagertes, verschmutztes Arbeitsgerät	KRINKO: Anforderungen an die Hygiene bei der Reinigung und Desinfektion von Flächen
Im »Waschraum« keine Trennung »unrein« und »rein«	KRINKO: Anforderungen an die Wäsche in Gesundheitseinrichtungen
Mangelhafte arbeitsmedizinische Information und Versorgung der Mitarbeiter	TRBA 250: 10 Arbeitsmedizinische Vorsorge
Kein Trockner vorhanden	KRINKO: Anforderungen an die Wäsche in Gesundheitseinrichtungen
Keine mikrobiologische Kontrolle der Waschmaschine	KRINKO: Anforderungen an die Wäsche in Gesundheitseinrichtungen

viele Reinigungsdienste permanent eine oder mehrere Empfehlungen des RKI bzw. KRINKO sowie verbindliche Regelungen der TRBA, TRGS, BioStoffV und TRGS missachten.

Hierbei ist zu berücksichtigen, dass bei manchen »Regelverstößen« nicht der Reinigungsdienst, sondern die Krankenhäuser in der Verantwortung stehen.

Literatur

Deutsche Gesellschaft für Krankenhaushygiene e. V. – DGKH (2014) Reinigung in Krankenhäusern – eine Umfrage der DGKH. Hyg Med 2014: 39–36

Lübbert C. Straube L, Stein C et al. (2015) Colonization with extended-spectrum beta-lactamase-producing and carbapenemase-producing Enterobacteriaceae in international travelers returning to Germany. Int J Med Microbiol 305 (1): 148–156

Lutz M (2010) Reinigungs- und Hygienetechnik, Band 2. ecomed, Heidelberg

Rüden H, Daschner F, Schumacher M (1995) Nosokomiale Infektionen in Deutschland – Erfassung und Prävention (NIDEP-Studie). Band 56 Schriftenreihe des Bundes-Ministeriums für Gesundheit. Nomos-Verlagsgesellschaft, Baden-Baden

TRBA (2014) Neufassung der TRBA 250 anlässlich der Umsetzung der Nadelstichrichtlinie 2010/32/ EU in der neugefassten BiostoffV« (Bundesgesetzblatt 2013). Gemeinsames Ministerialblatt – GMBl Nr. 10/11 vom 27.03.2014

TRBA 250 Biologische Arbeitsstoffe im Gesundheitswesen und in der Wohlfahrtspflege (2014) [http://www.baua.de/de/Themen-von-A-Z/Biologische-Arbeitsstoffe/TRBA/pdf/TRBA-250.pdf?__blob=publicationFile]

Universitätsklinikum Jena (2012) Pressemitteilung: »Krankenhausinfektionen: ALERTS-Studie am Universitätsklinikum Jena schließt Forschungslücke. Management & Krankenhaus 2012 [http://www.uniklinikum-jena.de/Startseite/Aktuelles_Presse/Presse/PM_Archiv/PM_Archiv+2012/Krankenhausinfektionen_+Erstmals+klinikweite+Langzeitzahlen-pos--p-39078.html]

Verordnung über Sicherheit und Gesundheitsschutz bei Tätigkeiten mit Biologischen Arbeitsstoffen (Biostoffverordnung – BioStoffV) 2013 [www.juris.de]

Reinigungsdienste und gesetzliche Regelungen

L.C. Weber

L.C. Weber, *Reinigungsdienste und Hygiene in Krankenhäusern und Pflegeeinrichtungen*, DOI 10.1007/978-3-662-52723-8_2, © Springer-Verlag Berlin Heidelberg 2016

Beschäftigte der unterschiedlichen Berufsgruppen in medizinischen Einrichtungen kommen mit biologischem Material in Berührung. Um die Gesundheitsgefährdung der Beschäftigten zu vermeiden, sind Empfehlungen, Gesetze; d. h. verbindliche Regeln einzuhalten. In diesen Vorgaben sind in erster Linie Berufe erwähnt, die direkt mit dem Patienten und/oder dessen biologischem Material in Kontakt kommen. Hierzu gehören Ärzte, Pflegepersonal, Mitarbeiter in Laboren oder Apotheken und in der Forschung.

Der Reinigungsdienst wurde bisher in direkter Form selten erwähnt und wenn, dann unter »Personal für Instandhaltungsarbeiten«, oder er wird anonym mit »Fremdfirmen« bezeichnet. Erst mit der neuen TRBA 250 von 2014 wird der Reinigungsdienste beim Namen genannt. Unter 5.3 Reinigungsarbeiten wird in einem (leider noch) kurzen Absatz erstmals explizit der Reinigungsdienst angesprochen. Das ist ein Schritt in die richtige Richtung. Hier muss jedoch noch viel getan werden.

Der Hygieneplan einer jeden medizinischen Einrichtung ist Dienstanweisung, d. h. für alle Berufsgruppen, auch für den Reinigungsdienst, ist diese Dienstanweisung bindend.

Hygieneregeln, die auch das Reinigungspersonal einzuhalten hat, sind in unterschiedlichen Gesetzen und Verordnungen festgelegt, die sich im Rahmen der Mitarbeitersicherheit mit biologischen Arbeitsstoffen und hygienerelevanten Tätigkeiten in Gesundheitseinrichtungen befassen.

Die Aktualisierung und Neufassung der BioStoffV vom 23. Juli 2013 Nadelstichrichtlinie (2010/30/EU) ist der (Rück-)Überführung von EU-Recht in nationales Recht geschuldet. Das Bundesministerium für Arbeit und Soziales (BAMS):

> Die Verordnung ist an wissenschaftliche und technische Weiterentwicklungen angepasst, strukturell und sprachlich weiterentwickelt und mit anderen Arbeitsschutzverordnungen harmonisiert.

Laut GMBI (Gemeinsames Ministerialblatt) Nr. 10/11 vom 27.03.2014 wurde die Gelegenheit genutzt, die TRBA 250 inhaltlich auf den aktuellen Stand zu bringen.

- Kapitel 5 spezifische Arbeitsbereiche und Tätigkeiten – besondere und zusätzliche Schutzmaßnahmen
  - Abschnitt 5.3 Reinigungsarbeiten, neu formuliert als eigenständiger Abschnitt

Diese Angleichung der unterschiedlichen Arbeitsschutzverordnungen zeigt sich darin, dass inhaltlich Deckungsgleichheit besteht bzw. zwischen den verschiedenen Arbeitsschutzverordnungen Querverweise auf die anderen Verordnungen stattfinden. Dies trifft auf die TRBA 250, TRBA 500, TRBA 525, BioStoffV, GefStoffV zu.

Aufgrund dieser Deckungsgleichheit der oben genannten Arbeitsschutzverordnungen wird im Folgenden weitgehend auf die TRBA 250 eingegangen. In den TRBA 250 wird z. B. häufig auf die BioStoffV hingewiesen.

Beispiel

TRBA 250 7 und BioStoffV § 14 Betriebsanweisung und Unterweisung der Beschäftigten. Tätigkeiten mit biologischen Arbeitsstoffen werden in den TRBA 250 und der BioStoffV gleichermaßen Schutzstufen zugeordnet.

Gesetzliche Hygienevorschriften und empfehlende Instanzen – auch für Reinigungsdienste

- ABAS – Arbeitsausschuss für Biologische Arbeitsstoffe
- AGS – Ausschuss für Gefahrstoffe
- ART – Antiinfektivaresistenz und Therapie (eine Kommission des RKI)
- BioStoffV – Verordnung über Sicherheit und Gesundheitsschutz bei Tätigkeiten mit Biologischen Arbeitsstoffen (Biostoffverordnung)

- BAMS – Bundesministerium für Arbeit und Soziales
- GefStoffV – Verordnung zum Schutz vor Gefahren – Gefahrenstoffverordnung
- GMBl – Gemeinsames Ministerialblatt
- IfSG – Infektionsschutzgesetz
- RKI – Robert-Koch-Institut
- KRINKO – Kommission (des RKI) für Krankenhaushygiene und Infektionsprävention
- TRBA 250 – Technische Regeln für Biologische Arbeitsstoffe (Biologische Arbeitsstoffe im Gesundheitswesen und in der Wohlfahrtspflege)
- TRBA 500 – Technische Regeln für Biologische Arbeitsstoffe (Allgemeine Hygienemaßnahmen: Mindestanforderungen)
- TRGS 525 – Technische Regeln für Gefahrstoffe (Umgang mit Gefahrstoffen in Einrichtungen für humanmedizinische Versorgung)
- VAH – Verbund für Angewandte Hygiene e. V.

Der Reinigungsdienst kommt täglich mit biologischen Arbeitsstoffen (Körperausscheidungen der Patienten) in Kontakt. Gesetze wie das Infektionsschutzgesetz (IfSG), verbindliche Regeln der Technischen Regeln für Biologische Arbeitsstoffe (TRBA), Technische Regeln für Gefahrstoffe (TRGS), der Biostoffverordnung (BioStoffV) sowie der Gefahrenstoffverordnung (GefStoffV) und den Empfehlungen der Kommission des Robert-Koch-Instituts für Krankenhaushygiene und Infektionsprävention (KRINKO) müssen auch vom Reinigungsdienst eingehalten werden.

Abb. 2.1 gibt einen Überblick über das Geflecht von Institutionen. Bundesrechtsverordnungen und Empfehlungen, die dem Schutz des Arbeitnehmers dienen und von Krankenhäusern und Pflegeeinrichtungen beachtet werden müssen. Sie sind für alle Berufsgruppen in Gesundheitseinrichtungen verbindlich.

2.1 Infektionsschutzgesetz (IfSG)

Das Infektionsschutzgesetz § 23 Abs. 5 IfSG, Stand 31. August 2015, verpflichtet Krankenhäuser, Hygienepläne für innerbetriebliche Verfahrensweisen zur Infektionshygiene festzulegen. Somit sind Reinigungsdienste, die in einem Krankenhaus tätig sind, automatisch in den Hygieneplan bzw. das IfSG mit eingebunden. Wenn ein Reinigungsdienst in einem Krankenhaus tätig sein möchte, muss ein hygienisches Wissen über infektionspräventives Arbeiten vorliegen. Dieses Wissen kann von der hausinternen Hygieneabteilung, aber auch ergänzend von externen Experten in Schulungen vermittelt werden. Dies geschieht in der Praxis leider viel zu selten.

Das Infektionsschutzgesetz ist Bundesgesetz und gilt für alle medizinischen Einrichtungen in Deutschland.

»Die Hygienepläne sind sowohl für das gesamte Personal der medizinischen Einrichtung als auch für das Personal von Fremdfirmen verbindlich« (KRINKO 2004). Mit Fremdfirmen wird das Personal von externen Reinigungsunternehmen bezeichnet.

2.2 Empfehlungen des Robert-Koch-Instituts (RKI)

Geltende Regelungen im Bereiche der Krankenhaushygiene werden durch das IfSG sowie die vom RKI eingerichtete Kommission (KRINKO) benannt. Die Tätigkeit der KRINKO auf rechtlicher Grundlage ist im Infektionsschutzgesetz festgelegt (Bundesgesundheitsblatt 2015).

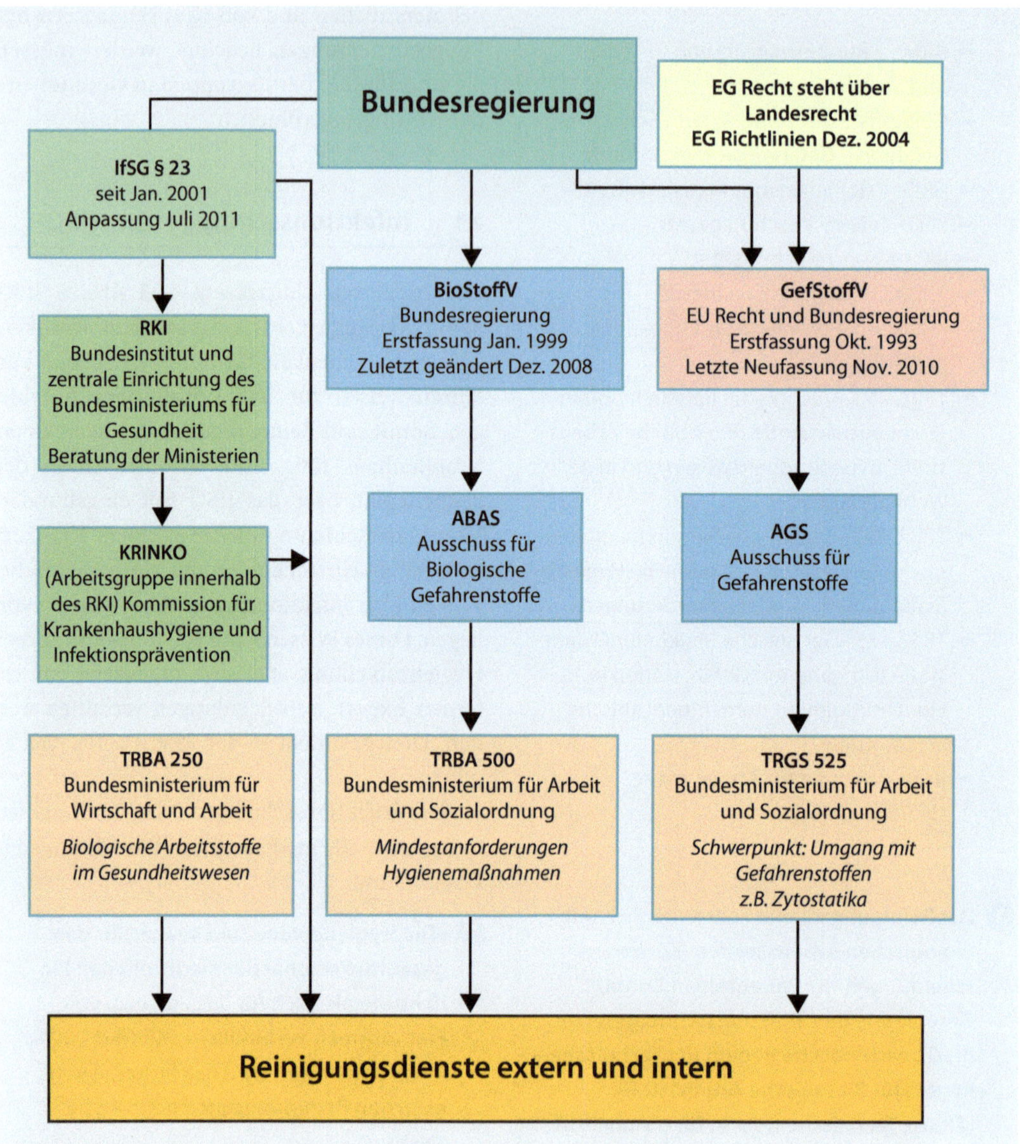

Abb. 2.1 Hygienerelevante Institutionen – Empfehlungen, Gesetze und Regeln – auch für Reinigungsdienste

Kommission für Krankenhaushygiene und Infektionsprävention (KRINKO)

Die KRINKO ist eine Kommission innerhalb des RKI. Die Mitglieder der Kommission werden vom Bundesministerium für Gesundheit und der Landesgesundheitsbehörden berufen. Vertreter des Bundesministeriums für Gesundheit, der Landeshygienebehörden sowie des RKI nehmen beratend an Sitzungen teil. Die Kommission erstellt Empfehlungen zur Prävention nosokomialer Infektionen sowie zu betrieblich-organisatorischen und baulich-funktionellen Maßnahmen der Hygiene in Krankenhäusern und anderen medizinischen Einrichtungen. Die Empfehlungen der Kommission werden unter Berücksichtigung aktueller infektionsepidemiologischer Auswertungen stets weiterentwickelt und vom RKI im Bundesgesundheitsblatt veröffentlicht.

Die Empfehlungen der KRINKO haben keinen verbindlichen Rechtsstatus. Sie stellen den Stand der Wissenschaft dar (State of the Art). Der haftungsrechtliche Stellenwert der Empfehlungen der KRINKO wurde in § 23 Infektionsschutzgesetz Abs. 3 wie folgt festgelegt:

»Die Leiter folgender Einrichtungen haben sicherzustellen, dass die nach dem Stand der Wissenschaft erforderlichen Maßnahmen getroffen werden, um nosokomiale Infektionen zu verhüten und die Weiterverbreitung von Krankheitserregern, insbesondere solcher mit Resistenzen, zu vermeiden:

- Krankenhäuser
- Einrichtungen für ambulantes Operieren
- Vorsorge- und Rehabilitationseinrichtungen
- (...)«

Die Einhaltung des Standes der medizinischen Wissenschaft auf diesem Gebiet wird vermutet, wenn jeweils die veröffentlichten Empfehlungen der KRINKO beim RKI und der Kommission Antiinfektiva Resistenz und Therapie (ART) beim RKI beachtet worden sind.« (Bundesgesundheitsblatt 2000)

Es ist klargestellt, dass die Empfehlungen der KRINKO zwar kein Gesetz sind, jedoch im juristischen Streitfall einen haftungsrechtlichen Stellenwert besitzen.

Die Empfehlungen der KRINKO, die Reinigung und Desinfektion betreffend, sind so gehalten, dass sie auch auf Personal unterschiedlicher Abteilungen und Berufsgruppen zutrifft. Beispielsweise führt auch das Pflegepersonal Reinigungs- und Desinfektionsarbeiten durch. In den Empfehlungen wird nur in wenigen Passagen der Reinigungsdienst direkt erwähnt.

Die KRINKO stellt fest:

> Die hygienische einwandfreie Durchführung der Hausreinigung und Flächendesinfektion im Krankenhaus und anderen medizinischen Bereichen dient sowohl der Sauberkeit als auch der Infektionsverhütung zum Patienten und Personalschutz. (Bundesgesundheitsblatt 2004)

Auf die technischen, arbeitsorganisatorischen und infektionspräventiven Kriterien von Arbeitsgeräten, der richtigen Benutzung von Reinigungsutensilien, vor allem Arbeitsabläufe in den Patientenzimmern, geht die KRINKO nicht im Detail ein. Dies wird (leider) den Reinigungsdiensten überlassen.

Es bleibt zu hoffen, dass dies eine Änderung erfährt.

In der Ausschreibungs- und Bewerbungsphase verhandelt die Geschäftsführung von Krankenhäusern und Pflegeeinrichtungen über die zu erbringenden Leistungen in einem bestimmten Zeitfenster. Das Arbeitsgerät sowie der Arbeitsablauf vom Reinigungsunternehmen werden als aktueller Standard vorausgesetzt bzw. hingenommen. Ob das Reinigungsunternehmen später, nach Vertragsvergabe auch entsprechend verfährt, wird leider selten kontrolliert.

Externe Reinigungsunternehmen haben, anders als bei der Gebäudereinigung eines z. B. Großraumbüros, bei Tätigkeiten in Gesundheitseinrichtungen mit biologischen Arbeitsstoffen, wie Bakterien, Viren, Kontakt. Vor diesem Hintergrund ist es für die Geschäftsführung von Krankenhäusern und Pflegeeinrichtungen sowie für die Hygienefachkraft wichtig zu wissen, ob mit veraltetem Arbeitsgerät, mit fehlerhaften Handhabungen, vor allem aber mit falschen Arbeitsabläufen, die zur Übertragung von Krankenhauserregern führen können, immer noch gearbeitet wird.

2.3 Verordnung über Sicherheit und Gesundheitsschutz bei Tätigkeiten mit Biologischen Arbeitsstoffen (BioStoffV)

Die BioStoffV trifft auf folgende Bereiche zu:

BioStoffV – Tätigkeitsbereiche

- In der Biotechnologie, u. a. bei der Arzneimittelherstellung (Zytostatikaverarbeitung in Klinikapotheken)
- In der Forschung, u. a. Mikroorganismen und Zellkulturen
- In der Lebensmittelherstellung
- Im **Gesundheitswesen, u. a. Pflegeeinrichtungen, Laboratorien (Krankenhäuser, Rehakliniken, Seniorenheime, Praxen).** Hier muss auch die Tätigkeit von **Reinigungsdiensten** gesehen werden.

2.4 Verordnung zum Schutz vor Gefahrstoffen (GefStoffV)

(GefStoffV) Abschnitt 2 – Gefahrenstoffinformation

Unter § 3 Gefährlichkeitsmerkmale sind alle gefährlichen Stoffe vermerkt, die explosionsgefährlich, generell entzündlich oder giftig sind, gesundheitsschädlich durch Einatmen, Verschlucken oder Aufnahme über die Haut zum Tode führen oder akute oder chronische Gesundheitsschäden verursachen können. Weiterhin sind Stoffe genannt, die ätzend sind, d.h. lebende Gewebe bei Kontakt zerstören.

In Kliniken mit onkologischen Stationen können Mitarbeiter von Reinigungsdiensten mit CMR-Stoffen in Kontakt kommen. CMR steht für

- cancerogen (krebserzeugend),
- mutagen (erbgutverändernd) und
- reproduktionstoxisch (frucht- oder fruchtbarkeitsschädigend).

Diese CMR-Produkte (Zytostatika) können durch Einatmen, Verschlucken oder Aufnahme über die Haut (auch Bindehaut) Krebs hervorrufen bzw. die Krebshäufigkeit erhöhen.

Beispiel

In der Urologie werden bei Patienten mit Harnblasenkrazinom per Blasendauerkatheter Blasenspülungen mit Zytostatika durchgeführt. Hierbei kann es zu einer Kontamination auf den Fußboden oder das Bettgestell durch heruntertropfende Spüllösung kommen.
Auf onkologischen Stationen werden die Patienten mit zytostatikahaltigen Infusionen therapiert. Bei z. B. undichten Infusionsbeuteln kann Infusionsinhalt den Fußboden kontaminieren. Diese Kontamination kann von Pflegekräften, aber auch von Reinigungskräften entfernt werden.

Laut § 7 der GefStoffV gehört es zu den Grundpflichten des Arbeitgebers, einen Arbeitnehmer erst Tätigkeiten mit Gefahrstoffen durchführen zu lassen, nachdem eine Gefährdungsbeurteilung nach § 6 der GefstoffV durchgeführt sowie die notwendigen Schutzmaßnahmen organisiert wurden.

Die Gefahrenstoffinformation trifft zum einen auf Flächendesinfektionsmittel zu. Zum anderen auf Tätigkeiten, mit denen das Reinigungspersonal konfrontiert werden kann. Die Beseitigung von Zytostatikakontaminationen sollte in Zusammenarbeit mit dem Sicherheitsbeauftragten regelmäßig geübt werden.

»Sollen in einem Betrieb Fremdfirmen Tätigkeiten mit Gefahrstoffen ausüben, hat der Arbeitgeber als Auftragsgeber (Krankenhaus, Pflegeeinrichtung) sicherzustellen, dass nur solche Fremdfirmen herangezogen werden, die über die Fachkenntnis und Erfahrung verfügen, die für diese Tätigkeiten erforderlich sind. Der Arbeitgeber als Auftraggeber hat die Fremdfirmen über die Gefahrenquellen und spezifischen Verhaltensregeln zu informieren. Jeder Arbeitgeber (auch Fremdfirma) ist dafür verantwortlich, dass seine Beschäftigten die gemeinsam festgelegten Schutzmaßnahmen anwenden« (GefStoffV, Bundesgesetzblatt 2010). Das bedeutet:

Die Geschäftsführung eines Krankenhauses ist dafür verantwortlich, nur Reinigungsunternehmen einen Zuschlag zu erteilen, die entsprechende Kenntnis und Qualifikation beim Umgang mit Gefahrstoffen nachweisen können.

2.5 Technische Regeln für Biologische Arbeitsstoffe (TRBA 250) im Gesundheitswesen und in der Wohlfahrtspflege

Die TRBA 250 werden vom Arbeitskreis für Biologische Arbeitsstoffe (ABBAS) aufgestellt und von ihm der Entwicklung entsprechend angepasst. Die TRBA 250 werden vom Bundesministerium für Wirtschaft für Arbeit und Soziales im gemeinsamen Ministerialblatt (GMBl) bekannt gegeben. Die Regeln der TRBA 250 sind verbindlich.

» Die TRBA 250 konkretisieren im Rahmen ihres Anwendungsbereiches die Anforderungen der Biostoffverordnung.

Unter 1.4 sind die Bereiche aufgeführt, in denen Reinigungsdienste in Gesundheitseinrichtungen tätig sind. Die Beurteilung der Arbeitsbedingungen sind unter 1.5 so beschrieben, dass Tätigkeiten im Rahmen der Gefährdungsbeurteilung nach § 5 Arbeitsschutzgesetz (ArbSchG) zu prüfen sind.

Biologische Arbeitsstoffe sind Körperflüssigkeiten, z. B. Blut, Speichel, Körperausscheidungen, z. B. Stuhl, Urin, oder Körpergewebe, mit dem eine Gefährdung des Beschäftigten auftreten kann. Primär ist das Pflegepersonal im OP und auf Station angesprochen, die mit diesen biologischen Arbeitsstoffen in Kontakt kommen. Das Reinigungspersonal wird noch nicht in dem Maße erwähnt, wie es eigentlich sein sollte. Es ist jedoch selbstredend, dass das Reinigungspersonal ebenso wie die oben genannten Berufsgruppen täglich mit biologischen Arbeitsstoffen in Berührung kommt.

Beispiel

Das Säubern bzw. Desinfizieren der mit Körperausscheidungen kontaminierten Oberflächen, Toiletten oder Fußböden, z. B. mit Stuhl bei an Norovirus erkrankten Patienten, ist eine Tätigkeit mit biologischen Arbeitsstoffen.

Viele in den TRBA 250 aufgezählte Bereiche sind auch für den Reinigungsdienst in Krankenhäusern, Rehabilitationskliniken, Pflegeheimen und Arztpraxen relevant.

Bei der Erarbeitung der Regeln der TRBA 250 wurden auch das Infektionsschutzgesetz IfSG sowie die Empfehlungen der KRINKO berücksichtigt.

Anwendungsgebiete für die täglichen Arbeitsbereiche der Reinigungsdienste (TRBA 250)

Die täglichen Arbeitsbereiche der Reinigungsdienste nach TRBA 250 sind in ◘ Tab. 2.1 zusammengefasst.

Die TRBA 250 findet Anwendung bei Tätigkeiten mit biologischen Arbeitsstoffen in Arbeitsbereichen des Gesundheitswesens, in denen Menschen untersucht, behandelt oder gepflegt werden. Zu den Tätigkeiten mit biologischen Arbeitsstoffen zählt der berufliche Umgang mit biologischen Produkten, Gegenständen oder Materialien, z. B. Erbrochenem, Urin, Blut (◘ Tab. 2.2).

Risikoklassifizierungen

Nach TRBA 250 werden biologische Arbeitsstoffe nach ihrem Infektionsrisiko in vier Schutzstufen gegliedert (◘ Tab. 2.3).

Tab. 2.1 TRBA 250 – Tägliche Arbeit

Themen der täglichen Arbeit und Krankenhausbereiche	Relevanz für den Reinigungsdienst
Gefährdungsbeurteilung	Tätigkeit des Reinigungspersonals in unterschiedlichen Krankenhausbereichen
Schutzmaßnahmen	Desinfektionsmaßnahmen in Isolierzimmern bei kolonisierten oder infizierten Patienten. Persönliche Schutzkleidung Entfernen von Zytostatikakontaminationen
Unterrichtung der Beschäftigten	Durch regelmäßige Schulungen kann die Beurteilung der Gefährdungen in den unterschiedlichen Bereichen eines Krankenhauses erkannt und besser eingeschätzt werden
Zusätzliche Schutzmaßnahmen für besondere Arbeitsbereiche, Tätigkeiten und Situationen	Entfernen von Zytostatikakontaminationen. Tätigkeit in Bereichen imunsupprimierter Patienten Sondereinsätze bei gehäuftem Auftreten infektiöser Erkrankungen im Pandemiefall
Falls Beschäftigte mehrerer Arbeitgeber insbesondere Instandhaltungsarbeiten gleichzeitig tätig werden, haben die Arbeitgeber die Sicherheitsbestimmungen miteinander abzustimmen und zusammenzuarbeiten Auch Reinigungsarbeiten zählen zu den Instandhaltungsarbeiten	Schulungen der Reinigungsdienste durch die Hygienefachkraft Arbeitsanweisungen mit den Klinikgegebenheiten und dem Hygieneplan abstimmen

Tab. 2.2 TRBA 250 – Tätigkeiten mit biologischen Arbeitsstoffen

Tätigkeiten, bei denen es in der Patientenversorgung zu Kontakt mit biologischen Arbeitsstoffen kommen kann	Bereiche, in denen externe und interne Reinigungsdienste tätig sind
Klinische Untersuchung von Menschen	Diagnostikabteilung, z. B. Endoskopie
Durchführung operativer Eingriffe	OP und Notfallambulanz
Wundversorgung	Ambulanz, Arztzimmer, Stationen inkl. Intensivstation
Versorgung pflegebedürftiger Menschen	Alle Stationen
Aufbereitung von kontaminierten Arbeitsmaterialien wie Reinigungstücher und Mopps	Unreine Seite der Wäscherei des Reinigungsdienstes
Beim Arbeiten mit Reinigungs- und Desinfektionsapparaten	Vor- und Aufbereitung von Reinigungswagen. Ansetzen von Desinfektionslösung von Hand
Beim Umgang mit spitzen und scharfen Gegenständen	Bettenteam, z. B. verlorene Kanülen in Betten

Selbst wenn Reinigungsdienste in Bereichen der Schutzstufe 1 arbeiten, müssen die Aspekte der Basishygiene – wie Handschuhe, (für jedes Zimmer frische) Handschuhwechsel und die Händedesinfektion – durchgeführt werden (► Kap. 6, Handschuhmanagement).

Schutzmaßnahmen für den Reinigungsdienst, wichtige Regelungen der TRBA 250

Um einer möglichen Gefährdung der Beschäftigten durch Krankheitserreger entgegenzuwirken, hat der Arbeitgeber die erforderlichen Schutzmaßnahmen zu veranlassen (Tab. 2.4).

Tab. 2.3 TRBA 250 – Risikoklassifizierung

Risikoklassifizierung		Risiko, denen die Beschäftigten von externen und internen Reinigungsdiensten ausgesetzt sind
Schutzstufe 1	Biologische Arbeitsstoffe, bei denen es unwahrscheinlich ist, dass sie beim Menschen eine Krankheit verursachen und offensichtlich keine sonstige Ansteckungsgefahr besteht	Abteilungen wie Röntgen, EKG, EEG und Ultraschalluntersuchungen. Reinigungsarbeiten nicht kontaminierter Flächen wie im Eingangsbereich, Verwaltungs- und Lagerbereiche
Schutzstufe 2	Tätigkeiten, bei denen es regelmäßig und nicht nur in geringfügigem Umfang zum Kontakt mit potenziell infektiösem Material wie Körperflüssigkeiten, Ausscheidungen oder Gewebe kommen kann. Eine offensichtliche Gefahr, z. B. durch Stich- und Schnittverletzungen oder Infektionsübertragung durch die Luft besteht.	Alle bekannten Keimträger oder bei denen der Verdacht besteht (ausstehende Laborbefunde) und Ausscheider. Alle Patienten unter Isolierungsmaßnahmen. Im Zusammenhang mit Isolierungen wegen Tbc ist den Mitarbeitern bei der persönlichen Schutzausrüstung ein FFP-2-Mundschutz zur Verfügung zu stellen.
Schutzstufe 3	Es liegen biologische Arbeitsstoffe vor, die schon in geringen Konzentrationen zu einer Infektion führen können.	Alle bekannten Keimträger und Ausscheider von multiresistenten gramnegativen Erregern (»MRGN«). Isolierungsmaßnahmen im Einzelzimmer.
Schutzstufe 4	Tätigkeiten in einem Arbeitsumfeld, in dem sich Patienten mit hochkontagiösen, lebensbedrohlichen Krankheitserregern befinden	Wenn auch selten vorkommend: Alle Keimträger, die in Zusammenhang mit Epidemien, Pandemien stehen, z. B. Ebola Isolierungsmaßnahmen im Einzelzimmer

Tab. 2.4 TRBA 250 – Schutzmaßnahmen

Schutzmaßnahmen, allgemeine Anforderungen	Bereiche, in denen Schutzmaßnahmen anzuwenden sind
Handwaschplatz und Hygienische Händedesinfektion. Hautschutz- und Pflege beachten.	Im Umkleide- und Waschraum des Reinigungsdienstes.
Handwaschplatz und Hygienische Händedesinfektion. Hautschutz- und Pflege beachten.	Im »Waschraum«, d. h. in dem Raum, in dem Mopps und textile Reinigungstücher aufbereitet werden, aber auch in Räumen, in denen Reinigungswagen geparkt werden
Der Arbeitgeber hat für die einzelnen Arbeitsbereiche entsprechend der Gefährdungsbeurteilung den Hygieneplan festzulegen und dessen Befolgung zu überwachen. Handschuhbenutzung/-wechsel.	Die Hygienefachkraft erstellt innerhalb des Hygieneplans einen eigenen Reinigungs- und Desinfektionsplan für den Reinigungsdienst. Diese Pläne betreffen alle Patientenzimmer, Abteilungen für Diagnostik und operative Eingriffe. Schutzhandschuhe s. ► Kap. 6.
Nahrungs- und Genussmittel	Beschäftigte dürfen an Arbeitsplätzen, an denen die Gefahr einer Kontamination durch biologische Arbeitsstoffe besteht, keine Nahrungs- und Genussmittel zu sich nehmen oder lagern.

2

Tab. 2.5 TRBA 250 – Unterrichtung der Beschäftigten

Material zur Unterrichtung der Beschäftigten	Begleitende Sicherheitsmaßnahmen
Betriebsanweisungen Der Arbeitgeber hat nach Nr. 7 TRBA 250 Betriebsanweisungen zu erstellen und die Mitarbeiter zu unterweisen.	Diese können mit der Hygienefachkraft gemeinsam erarbeitet werden. So ist sichergestellt, dass alle hygienischen Belange berücksichtigt werden.
Die Betriebsanweisung ist in einer für den Beschäftigten verständlichen Form und Sprache abzufassen und an geeigneter Stelle in den Arbeitsstätten bekannt zu machen und zur Einsichtnahme auszulegen oder auszuhängen. Es ist möglich, Betriebsanweisung und Hygieneplan zu kombinieren.	Hier eignen sich auch Handouts von Fortbildungen mit viel Bildmaterial als Orientierungshilfe.
Unterweisungen vor Ort in den einzelnen Tätigkeiten. Die Unterweisung ist mündlich, arbeitsplatz- und tätigkeitsbezogen mindestens jährlich durchzuführen sowie vor Aufnahme der Tätigkeit, bei Änderungen der Arbeitsbedingungen, die zu einer erhöhten Gefährdung der Beschäftigten führen, bei der Feststellung der Kontamination des Arbeitsplatzes.	Auch hier eignen sich Handouts von Fortbildungen mit viel Bildmaterial als Orientierungshilfe. **Wichtig:** Ausführliche Einweisung **vor** Aufnahme der Tätigkeit!
Für Tätigkeiten der Schutzstufen 3 und 4 sind zusätzlich zur Betriebsanweisung Arbeitsanweisungen zu erstellen, die am Arbeitsplatz vorliegen müssen. Hier sollte zusätzlich mit den Sicherheits-, Abfall und anderen Beauftragten zusammen gearbeitet werden.	Diese zusätzlichen Arbeitsanweisungen können z. B. im Reinigungswagen deponiert werden.
Arbeitsanweisungen sind auch erforderlich für Tätigkeiten mit erhöhter Infektionsgefährdung, z. B. Tätigkeiten, bei denen bei einem Unfall mit schweren Infektionen zu rechnen ist, oder Instandhaltungsarbeiten an kontaminierten Geräten	Die Beschäftigten sind hinsichtlich der Bedeutung und des Umgangs mit MRSA-/MRGN-kolonisierten und infizierten Patienten sowie über die erforderlichen besonderen Hygienemaßnahmen zu unterrichten. Die Unterweisung von Beschäftigten sollte sich den Resistenzentwicklungen anpassen. Selbstverständlich sollten die Unterweisungen alle ängigen infektiösen Erkrankungen umfassen: Noroviren, Clostridium difficile, Tbc u. a.

Die Unterrichtung der Beschäftigten wird in den TRBA 250 hervorgehoben (Tab. 2.5).

Bei Neueinstellungen erhält der Mitarbeiter im Reinigungsdienst in kurzer Zeit sehr viele Informationen.

Es ist wichtig, dass der Mitarbeiter Informationen an die Hand bekommt, die er nach dem Vorstellungsgespräch nachlesen kann.

Der neue Mitarbeiter kann sich vor seinem ersten Arbeitstag mit den Abläufen und Prozessen seines neuen Arbeitgebers vertraut machen.

- **Arbeitsmedizinische Vorsorge TRBA 250, Nr. 10**

Die arbeitsmedizinische Vorsorge ist in Tab. 2.6. zusammengefasst.

2.6 Technische Regeln für Biologische Arbeitsstoffe (TRBA 500)

- **Allgemeine Hygienemaßnahmen: Mindestanforderungen**

Die TRBA 500 beschreibt grundlegende Maßnahmen, die bei Tätigkeiten mit biologischen Arbeitsstoffen anzuwenden sind. Sie stellen einen

Tab. 2.6 TRBA 250 – Arbeitsmedizinische Vorsorge

Impfungen der Beschäftigten	Gefährliche Bereiche, in denen Impfungen zu empfehlen sind
Der Arbeitgeber hat den Beschäftigten Impfungen anzubieten, wenn Tätigkeiten ausgeführt werden, bei denen es regelmäßig und in größerem Umfang zum Kontakt mit infektiösem und potenziell infektiösem Material kommen kann.	Dies trifft in vollem Umfang in vielen Krankenhausbereichen auf den Reinigungsdienst zu.
Die arbeitsmedizinische Vorsorge hat durch einen Betriebsarzt zu erfolgen.	Auf Wunsch des Arbeitnehmers hat der Arbeitgeber regelmäßig arbeitsmedizinische Vorsorge zu leisten.

Mindestschutz der Beschäftigten dar (GMBI – Gemeinsames Ministerialblatt Nr. 10/11 vom 27.03.2014).

Beispiel

Bei einer ersten Begehung einer Klinik, die ich in Hygienefragen beraten sollte, fiel mir eine deutsche Reinigungskraft mit Schmuck und Nagelkosmetik auf. Ich fragte sie, ob sie eine hygienische Schulung über ihre Tätigkeit erhalten habe. Sie sagte, dass sie nur eine kurze Einweisung hatte, was das Arbeitsgerät betrifft. Sie arbeitet noch nicht lange als Reinigungskraft. Sie hatte sich erst kurz vor der Eröffnung der Klinik beworben und sofort die Stelle bekommen.

Bei näherer Befragung erhielt ich folgende Informationen:

- Sie hatte lediglich eine kurze Einweisung am Arbeitsgerät – dem Reinigungswagen.
- Sie hatte keinerlei Unterlagen (z. B. Handouts) erhalten.
- Sie wusste nicht, dass das Tragen von Schmuck während der Arbeit verboten ist.
- Sie verträgt keine Haushaltshandschuhe. Deshalb fasst sie mit bloßen Händen in das Flächendesinfektionsmittel, um Reinigungstücher anzufeuchten und auszuwringen!
- Sie wurde nicht über mögliche Alternativen zu Haushaltsschuhen aufmerksam gemacht.
- Sie wurde nicht an einen Betriebsarzt überwiesen.
- Sie erhielt keinerlei fachliche Einweisung in hygienerelevante Themen. Sie hatte nur eine vage Ahnung, was MRSA und Noroviren bedeuten, geschweige denn, welche Schutzmaßnahmen und Desinfektionsmittel in welcher Konzentration anzuwenden wären.
- Der Aufbereitungsraum »Waschraum« des Reinigungsdienstes war nicht in einen »reinen« und einen »unreinen« Bereich getrennt.
- Von einer regelmäßigen bakteriologischen Überprüfung der Waschmaschine wusste niemand etwas.

Juristisch und arbeitsrechtlich relevante Probleme

Nimmt man die Aussage der Reinigungskraft und vergleicht diese mit den verbindlichen Vorschriften, zeigt sich, dass der Arbeitgeber dieser Reinigungskraft massiv gegen Regeln der TRBA 250 und 500 verstößt.

Lösung des Problems

Hier wäre die Erarbeitung eines Einführungskurses mit Handout und Etablierung von regelmäßigen Kurzschulungen zu aktuellen Themen und als Auffrischung durch das Hygienefachpersonal anzuraten.

2.7 Technische Regeln für Gefahrstoffe (TRGS 525)

- **Umgang mit Gefahrstoffen in Einrichtungen zur humanmedizinischen Versorgung**

Diese Regeln konkretisieren im Rahmen ihres Anwendungsbereiches die Anforderungen der Gefahrenstoffverordnung, Stand Juli 2015 (Tab. 2.7).

Bei Arbeiten mit Flächendesinfektionsmittel sind die in Tab. 2.8 dargestellten Schutzmaßnahmen zu beachten.

Die Fülle an Regeln macht deutlich, dass nur geschultes und motiviertes Reinigungspersonal seinen Part dazu beitragen kann, die Übertragung von multiresistenten Erregern durch infektionspräventives Arbeiten zu minimieren. Dies muss bei Vertragsverhandlungen den Geschäftsführern von Reinigungsunternehmen bewusst sein (Abb. 2.2).

2.8 Patientenrecht – Haftungsrisiken für Krankenhäuser und Pflegeheime

» Grundsätzlich hat der Patient darzulegen und zu beweisen, dass eine medizinisch notwendige organisatorische Hygienemaßnahme nicht eingehalten oder fehlerhaft ausgeführt wurde, dass dies vorhersehbar und vermeidbar war und dass die Infektion tatsächlich auf der unterlassenen oder fehlerhaften Hygienemaßnahme beruht. (Anschlag 2009)

Die Rechtsprechung hat jedoch im Zusammenhang mit z. B. Dokumentationsmängeln und bei »voll beherrschbaren Risiken« eine Beweiserleichterung geschaffen und damit die Rechte des Patienten gestärkt. »Besonders bedeutsam ist diese Beweiserleichterung für den Bereich der Hygienemängel, da dieser dem ureigensten Organisationsbereich eines Klinikträgers entspringt« (Anschlag 2009).

Tab. 2.7 TRGS 525 – Umgang mit CMR

Umgang mit CMR	Maßnahmen für die Beschäftigten
Der Arbeitgeber ist verpflichtet, ein Verzeichnis aller Gefahrstoffe zu führen und eine Gefährdungsbeurteilung durchzuführen.	Bei Sprach- bzw. Verständigungsproblemen wäre ein Verzeichnis in den entsprechenden Landessprachen Pflicht.
Der Arbeitgeber ist verpflichtet, bereichsbezogene persönliche Schutzkleidung bei Arbeiten mit CMR zur Verfügung zu stellen.	Was den Reinigungsdienst betrifft, sind die Abschnitte wichtig, bei denen es um CMR (cancerogen, mutagen, reproduktionstoxisch bzw. krebserzeugende, erbgutverändernde und fortpflanzungsgefährdende Stoffe) geht. In Zusammenhang mit dem Reinigungsdienst stehen Tätigkeiten wie der Umgang mit Arzneimitteln, z. B. zerbrochene Tabletten, undichte Infusionsbeutel auf z. B. onkologischen Stationen, im Vordergrund.
Beschäftigte, die mit Gefahrstoffen umgehen, müssen vor Aufnahme der Tätigkeit und danach mindestens einmal jährlich anhand der Betriebsanweisung über die auftretenden Gefahren sowie über die Schutzmaßnahme unterwiesen werden.	Reinigungsarbeiten bei Zytostatikakontamination. Die Unterweisung sollte vom Sicherheitsbeauftragten der Einrichtungen durchgeführt werden.

Tab. 2.8 TRGS 525 – Umgang mit Desinfektionsmitteln

Umgang mit Desinfektionsmitteln	Anweisungen für den Reinigungsdienst, Schutzmaßnahmen beim Umgang mit Gebrauchslösungen
Möglichst dezentrale Desinfektionsmitteldosiergeräte benutzen. Ansetzen des Desinfektionsmittels von Hand nach Möglichkeit aus gebrauchsfertigen Dosierbeuteln. Der Arbeitgeber muss im Gefahrenstoffverzeichnis alle Desinfektionsmittel aufführen	Schutzbrille, Plastikschürze und Einmalhandschuhe benutzen. Genaue Dosierung des Herstellers beachten. Die Wassertemperatur darf maximal handwarm sein Der Einsatz von Desinfektionsmittel ist mit der Hygieneabteilung abzustimmen.
Ein Mischen verschiedener Produkte (Desinfektionsmittel mit Reinigungsmitteln) ist nicht zulässig, es sei denn, der Hersteller weist ausdrücklich auf die Kompatibilität hin.	Herstellerangaben beachten.
Verwendung von Desinfektionsmitteln auf Aldehydbasis.	Gefäße mit aldehydhaltigen Flächendesinfektionsmitteln sind immer geschlossen zu halten. Der Raum, in dem das aldehydhaltige Desinfektionsmittel angewendet wurde, ist gut zu lüften.
Alkoholische Flächendesinfektionsmittel nur verwenden, wenn eine schnell wirksame Desinfektion notwendig ist und keine anderen Flächendesinfektionsmittel zur Verfügung stehen.	Aus Gründen des Explosionsschutzes darf die Menge des alkoholischen Desinfektionsmittels max. 50 ml/m^2 nicht überschreiten. Keine Desinfektionsmittel in Sprühflaschen verwenden. Heiße Flächen sollten vor der Desinfektion abgekühlt sein. Kein alkoholisches Flächendesinfektionsmittel in der Nähe offener Flammen oder eingeschalteten elektrischen Geräten benutzen

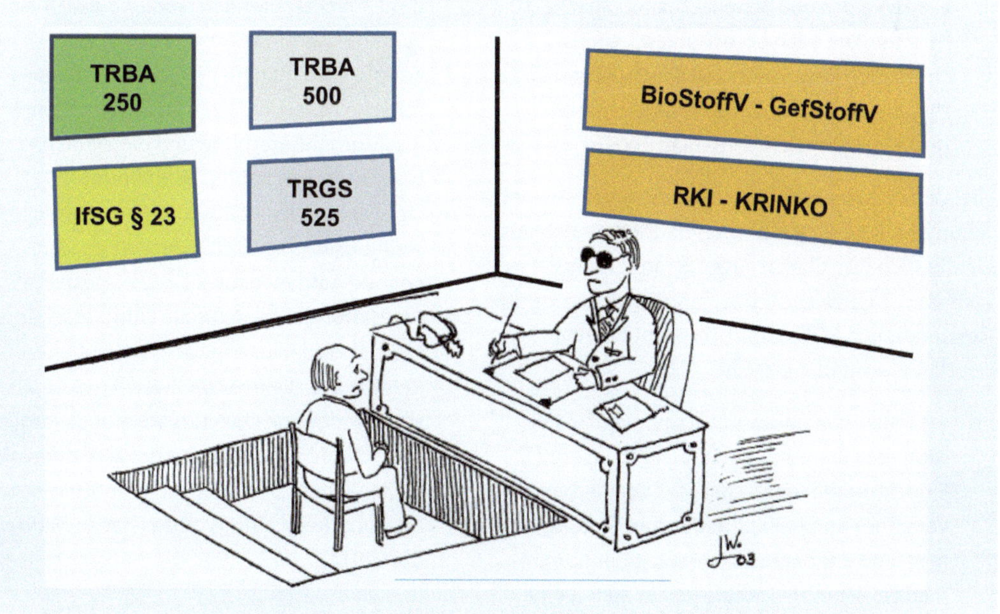

Abb. 2.2 Vertragsverhandlungen 2020

2

▪ **KRINKO**

» Bei einer Häufung von Krankenhausinfektionen durch Krankheitserreger u. a. MRSA muss auch eine nicht sachgerecht durchgeführte Desinfektionsmaßnahme als Infektionsquelle erwogen werden.

» Bei nachweislichen Fehlern des Reinigungsdienstes tritt die Frage der Schulungen in den Vordergrund.

» Bei der Vergabe von Reinigungs- und Desinfektionsaufgaben an Fremdfirmen muss auch der Aspekt der Schulung der Mitarbeiter und dessen Nachweis Auswahlkriterium sein. (Bundesgesundheitsblatt 2004).

Hygiene wird als voll beherrschbares Risiko gesehen. Hierunter sind u. a. auch Schäden durch verunreinigte Desinfektionsmittel zu verstehen.

▪ **Der Ausblick in der Rechtsprechung**

» Auf Grund der an Bedeutung gewinnenden Infektionsproblematik ist mit einer Erweiterung der Beweiserleichterungen und damit vor allem des voll beherrschbaren Risikos zu rechnen. Die Rechtsprechung scheint bestrebt, den Beweisnachteil der Patienten im Hygienebereich über Beweiserleichterungen auszugleichen. (Anschlag 2009)

Bei den bisherigen Urteilen der in der Rechtsprechung behandelten Themen handelt es sich ausschließlich um Klagen gegen Krankenhäuser wegen Kunstfehler (z. B. durch Spritzen) sowie Infektionen mit MRE (multiresistente Erreger) aus ärztlicher und pflegerischer Sicht.

» § 23 Abs. 3 Infektionsschutzgesetz (IfSG) besagt, dass die Leiter von Krankenhäusern, Einrichtungen für ambulantes Operieren, Vorsorge- und Rehabilitationseinrichtungen, Arzt- und Zahnarztpraxen, sonstiger humanmedizinischer Heilberufe […] in denen eine den Krankenhäusern vergleichbare Versorgung erfolgt, sicherzustellen haben, dass die nach dem Stand der medizinischen Wissenschaft erforderlichen Maßnahmen getroffen werden, um nosokomiale Infektionen zu verhüten und die Weiterverbreitung von Krankheitserregern, insbesondere solcher mit Resistenzen, zu vermeiden. Die Einhaltung des Standes der medizinischen Wissenschaft auf diesem Gebiet wird vermutet, wenn jeweils die veröffentlichten Empfehlungen der Kommission für Krankenhaushygiene und Infektionsprävention beim Robert Koch-Institut und der ART-Kommission des Robert Koch-Instituts beachtet worden sind. (IfSG 2011)

Durch die Verantwortlichkeit für Hygienestandards bzw. des Hygieneplanes ergeben sich für den Leiter der Einrichtung strafrechtliche Haftungsrisiken (◘ Abb. 2.3).

» Angesicht des klaren Wortlautes spricht einiges dafür, dass die Geschäftsführung sich nicht ohne weiteres durch Delegation vollständig der Aufgabe entledigen kann. Da das Gesetz an die Sicherstellung der Umsetzung der Kommissionsempfehlung anknüpft, wird man hier erhebliche organisatorische Anforderungen an die kaufmännisch-organisatorische und die ärztliche Leitung zu stellen haben. (Middendorf 2011).

» Der gesetzlich eindeutig formulierte Sicherstellungsauftrag führt durch die entsprechende Aufgabenzuweisung zu gesteigerten Haftungsrisiken für die Führungsebene. Hierbei wird man angesichts des offenen Begriffs des »Leiters« im Zweifel gut beraten sein, eindeutige Qualitätssicherungsvorgaben sowohl auf der Ebene der ärztlichen als auch auf der Ebene der kaufmännisch-organisatorischen Leitung umzusetzen. (Middendorf 2011)

Hygiene MUSS auch im Reinigungsdienst sein
Wenn er´s sagt. Darf aber nix kosten. Billig Reinigungsdienst wird's richten
Kein Problem. Kontrollieren tut eh niemand. Wenn was passiert, sind immer die anderen Schuld
Der Hygieniker
Der Geschäftsführer
Die Reinigungsfirma
Gott sei Dank gibt es ja Hygiene-Gesetze. §§ Da bin ich sicher gut aufgehoben
Der Patient
Patientenvertrauen

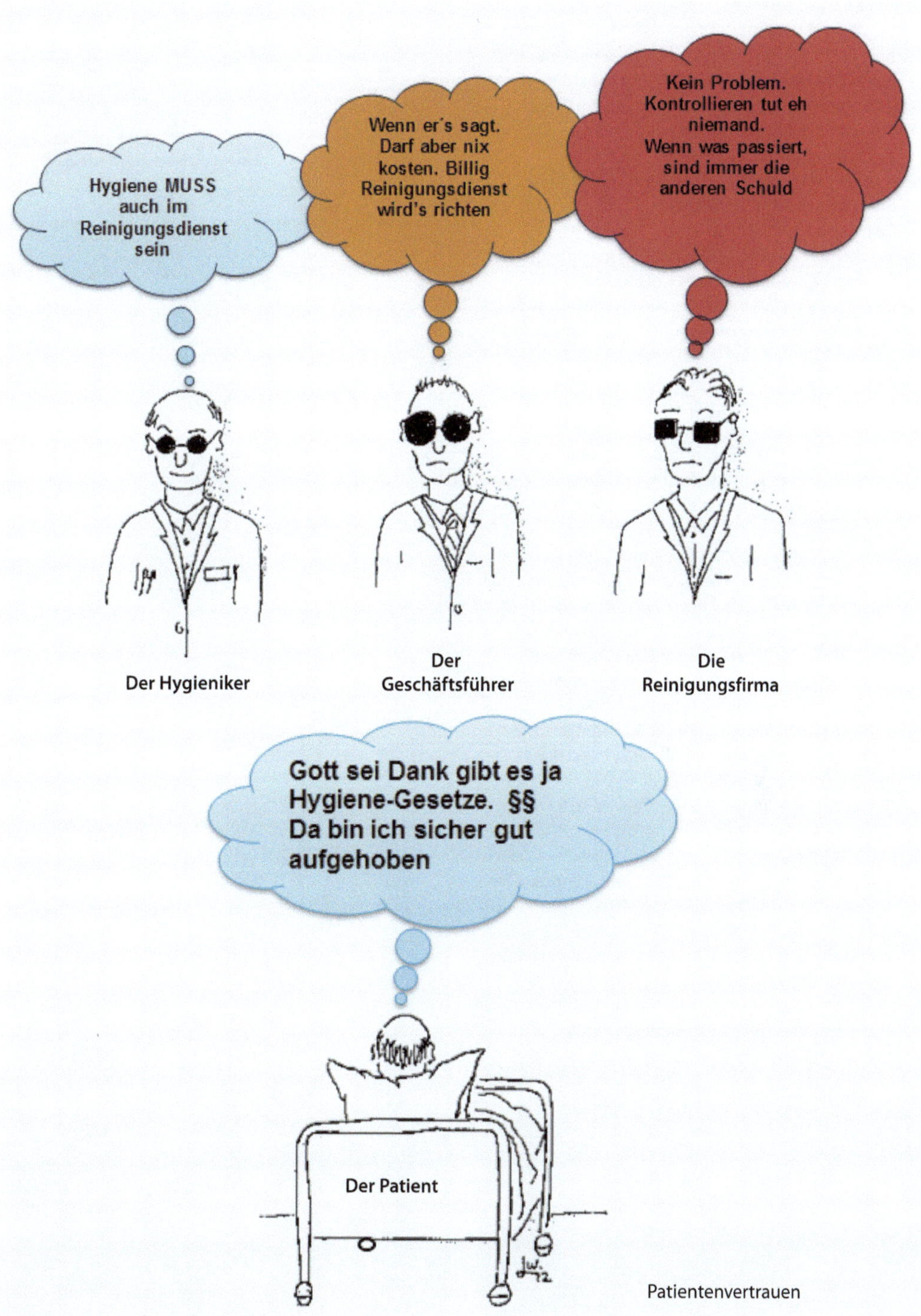

Abb. 2.3 »Patientenvertrauen«

Literatur

Anschlag M (2009) Krankenhaushaftung – Beweiserleichterungen bei Hygienemängeln. MedR 27:513–516

BioStoffV – Verordnung über Sicherheit und Gesundheitsschutz bei Tätigkeiten mit Biologischen Arbeitsstoffen «Biostoffverordnung« 2013

Center for Disease Control and Prevention (CDC) (2002) Guidelines for hand hygiene in health care settings. MMWR Oct:25–51 (RR-16)

Infektionsschutzgesetz – IfSG (2015) § 23 Einrichtungen des Gesundheitswesens legen in Hygieneplänen innerbetriebliche Verfahrensweisen zur Infektionshygiene fest

KRINKO (2004) Anforderungen an die Hygiene bei der Reinigung und Desinfektion von Flächen. Bundesgesundheitsblatt

KRINKO (2007) Prävention postoperativer Infektionen im Operationsgebiet. Bundesgesundheitsblatt

Middendorf M (2011) Haftungsrechtliche Aspekte der Krankenhaushygiene nach der Reform des Infektionsschutzgesetzes. Thieme Ökonomie und Recht. Krankenhaushygiene up2date 6: 312–319

Stocker U, Heese B; Bayerisches Landesamt für Gesundheit und Lebensmittelsicherheit (2006) Biostoffverordnung, Ratgeber für Arbeitgeber und Beschäftigte, Band 1 der Schriftenreihe Arbeitsschutz und Produktsicherheit.

TRBA 250 (2014a) Technische Regeln für Biologische Arbeitsstoffe. Biologische Arbeitsstoffe im Gesundheitswesen und in der Wohlfahrtspflege. Bundesarbeitsblatt

TRBA 250 (2014b) Neufassung der TRBA 250 anlässlich der Umsetzung der Nadelstichrichtlinie 2010/32/ EU in der neugefassten BiostoffV (Bundesgesetzblatt 2013). Gemeinsames Ministerialblatt – GMBl Nr. 10/11 vom 27.03.2014

TRBA 500 (2012) Technische Regeln für Biologische Arbeitsstoffe. Allgemeine Hygienemaßnahmen: Mindestanforderungen. Bundesarbeitsblatt März 2012

TRGS 525 (2015) Technische Regeln für Gefahrstoffe. Umgang mit Gefahrstoffen in Einrichtungen zur humanmedizinischen Versorgung

Verordnung zum Schutz vor Gefahrstoffen – GefStoffV (Gefahrenstoffverordnung) (2015) Bundesgesetzblatt 2015

Kooperation von Gesundheitseinrichtungen und Reinigungsdienst

L.C. Weber

L.C. Weber, *Reinigungsdienste und Hygiene in Krankenhäusern und Pflegeeinrichtungen*, DOI 10.1007/978-3-662-52723-8_3, © Springer-Verlag Berlin Heidelberg 2016

3.1 Reinigungsdienste intern oder extern (Vor- und Nachteile)

▪ Die Vergangenheit

Als ich 1970 meine Ausbildung in der Krankenpflege begann, war der hauseigene Reinigungsdienst eine Selbstverständlichkeit. Er wurde von der Hauswirtschaftsleitung organisiert. Der Reinigungsdienst hatte eine beachtliche Mannschaftsstärke. Jede einzelne Reinigungskraft identifizierte sich mit »ihrer« Station oder Abteilung. Sie hatte genug Zeit zur Verfügung und den Ehrgeiz, »ihren« Bereich sauber zu halten. Da schaute auch niemand so genau auf die Uhr. Es war die Zeit, als es auch noch Stationshilfen gab. Genaue Stellenbeschreibungen oder gar Qualitätsmanagement gab es zu dieser Zeit noch nicht. Die Grenzen der Tätigkeiten waren z. T. fließend, sodass eine Stationshilfe manchmal auch einen Teil der Reinigungsarbeiten übernahm.

Reinigungskräfte und Stationshilfen waren fester Bestandteil der Station und entsprechend sozial integriert. Sie waren beim Frühstück (ein sehr wichtiger sozialer Klebstoff), bei privaten Feiern und bei offiziellen Anlässen, z. B. Weihnachtsfeier, immer eingeladen.

▪ Die Gegenwart

In den 1980er Jahren wurde aufgrund von Sparmaßnahmen begonnen, den internen Reinigungsdienst abzuschaffen. Das Wort »outsourcen« wurde modern. Auch der Reinigungsdienst wurde outgesourced. Nun begann die Zeit der externen Reinigungsunternehmen, die sich in einem harten Markt behaupten müssen und gewinnorientiert arbeiten (▣ Abb. 3.1).

Reinigungsunternehmen sind per se Gebäudereiniger. Ein Krankenhaus oder eine Pflegeeinrichtung sind auch nur ein Gebäude. Dass jedoch in Gebäuden von Gesundheitseinrichtungen auch besonders auf die Hygiene geachtet werden muss, wird bis heute leider noch von zu wenigen Reinigungsunternehmen praktiziert.

Es ist so ruhig und sauber seit kurzer Zeit. Wie haben Sie das gemacht?
Ganz einfach. Wir haben unsere Patienten outgesourced
JW.

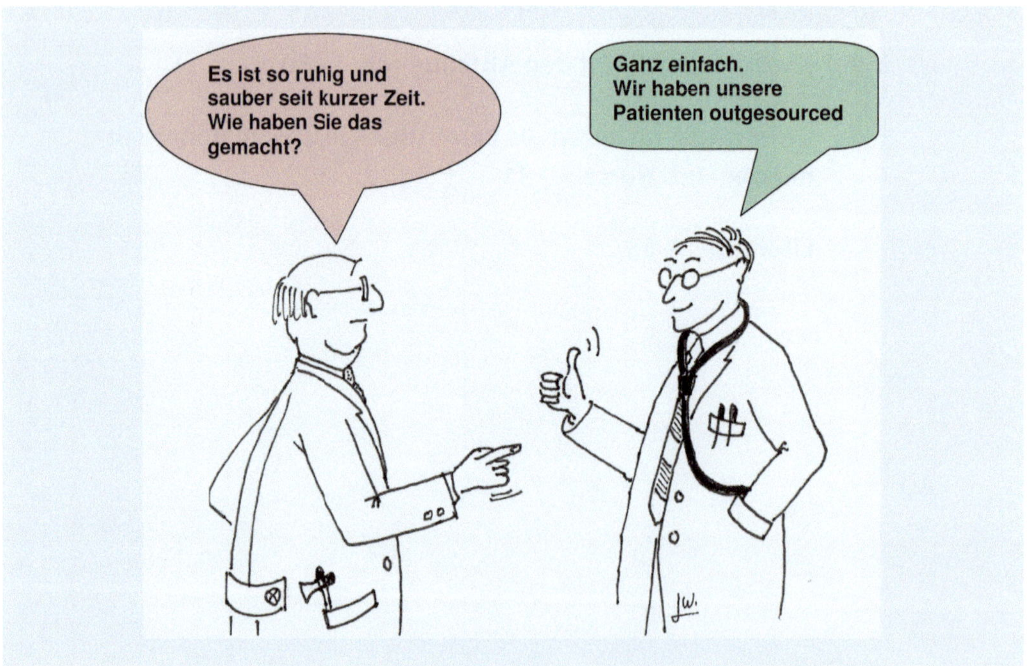

▣ **Abb. 3.1** Patienten outgesourced

Reinigungsunternehmen sollten verstehen, dass jetzt, spätestens in Zeiten immer schneller multiresistent werdender Erreger, ein konsequentes hygienisches Arbeiten unabdingbar ist und auf dem Markt als Alleinstellungsmerkmal durchaus genutzt werden kann.

Externe Reinigungsunternehmen sind leider anders aufgestellt. Sie denken größtenteils an Gewinnmaximierung. Reinigungskräfte müssen für wenig Geld, in einer viel zu knapp bemessenen Zeit eine viel zu große Anzahl an Quadratmetern bearbeiten. Hygieneschulungen sind selten und lückenhaft. Billige Reinigungskräfte, oft mit wenig Deutschkenntnissen, stehen zahlreich zur Verfügung.

Ab und zu gibt es auch Symbiosen. Gute externe Reinigungsunternehmen können mit guter Personalpolitik und Verhandlungsgeschick die Geschäftsführung von Gesundheitseinrichtungen überzeugen, dass sie Wert auf infektionspräventives Arbeiten legen, und erhalten im Idealfall langfristige Verträge. Dann wird die Station, die die externe Reinigungskraft zu bearbeiten hat, auch »ihre« Station.

Chancen für eine längerfristige Zusammenarbeit von Krankenhaus und externen Reinigungsunternehmen sind möglich.

Die Geschäftsführung eines Krankenhauses oder einer Pflegeeinrichtung sollte erkennen, dass Reinigungsunternehmen, die langfristig in einer medizinischen Einrichtung arbeiten, sich mit der Zeit mit »ihrem« Krankenhaus identifizieren. Die Reinigungskraft arbeitet dann sozusagen auch auf »ihrer« Station.

Auch die Geschäftsführung von Krankenhäusern muss gewinnorientiert arbeiten. Häufig bekommen die preisgünstigen Anbieter (sogenannte Billiganbieter) den Zuschlag. Das bedeutet, das Verhalten der Geschäftsführung von Krankenhäusern bedingt diese negative Entwicklung.

In einigen Krankenhäusern ist ein leichter Trendwechsel zu sehen. Der hausinterne Reinigungsdienst erfährt eine Renaissance, d. h. es werden, wenn auch noch selten, wieder hauseigene Reinigungsdienste aufgebaut. Manche Einrichtungen arbeiten auch geteilt. In sensiblen Bereichen, z. B. OP, mit hauseigenem Reinigungspersonal, in anderen Bereichen, z. B. Stationen, mit Fremdpersonal, oder umgekehrt. Die Beobachtungen zeigen häufig, dass die Krankenhäuser, die einen reinen hauseigenen Reinigungsdienst beschäftigen, die saubersten sind und ein sehr motiviertes Personal haben.

3.2 Auswahl eines Reinigungsdienstes – worauf geachtet werden sollte

Die KRINKO gibt den medizinischen Einrichtungen keine Empfehlungen, ob ein hauseigener Reinigungsdienst oder ein externes Reinigungsunternehmen zum Einsatz kommen soll. Vor Vertragsvergabe an ein externes Reinigungsunternehmen sollte die Leitung eines Krankenhauses genau prüfen, was der Reinigungsdienst leistet. Das Vorlegen eines Zertifikates sollte nicht als ausreichend betrachtet werden.

Bei Begehungen zeigt sich häufig folgendes Bild:

Ausgangssituation Von wenigen Ausnahmen abgesehen, bieten Reinigungsdienste ein Bild mit starkem Optimierungspotenzial. Reinigen und Desinfizieren unter infektionspräventiven Gesichtspunkten findet noch wenig statt. Nach dem Motto: »So sind die Standards bei uns« oder »Mehr bekommen wir nicht bezahlt« wird an alten Ritualen festgehalten. Vorschlägen zur Arbeitserleichterung und sinnvollem hygienischem Arbeiten wird mit Totschlagargumenten wie »Was glauben Sie, das kapieren unsere Putzfrauen doch nie« begegnet. Das eigene Berufsbild zementiert sich freiwillig negativ.

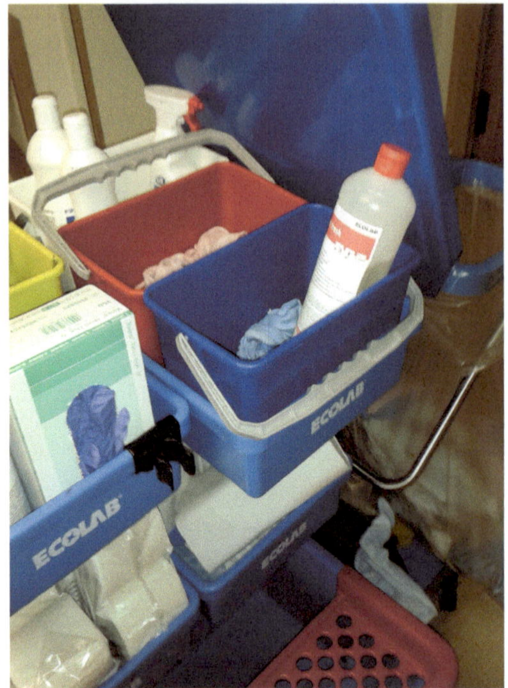

Abb. 3.2 Unachtsamkeiten – schlecht für das Image des Krankenhauses oder der Pflegeeinrichtung: »Abstellplatz« für Reinigungsmittel als Negativbeispiel und Imageschädigung

Auch Unachtsamkeiten wie das Abstellen von Flaschen für Reinigungsmittel im Eimer mit textilen Reinigungstüchern dürfen in einem geschulten Reinigungsdienst nicht vorkommen. Das fällt Krankenhausmitarbeitern, Patienten und Besuchern unangenehm auf und ist nicht gut für das Image des Krankenhauses (Abb. 3.2).

Empfehlung Die Geschäftsführungen der Krankenhäuser und Pflegeeinrichtungen machen den externen Reinigungsunternehmen ein faires Angebot. Die Hygienefachkraft unterstützt den externen Reinigungsdienst mit Schulungen.

Ausgangssituation Der Konkurrenzdruck unter den zahlreichen kleineren Reinigungsfirmen (häufig in Seniorenheimen tätig), mittleren und großen Reinigungsunternehmen (in Akut- und Rehakliniken) ist sehr hoch und wächst stetig.

Empfehlung Die Geschäftsführungen von Krankenhäusern und Pflegeheimen bieten dem Reinigungsunternehmen einen Vertrag an, der bei Erfüllung vorgegebener Leistungskriterien (vor allem der Hygiene) eine langfristige Zusammenarbeit in Aussicht stellt.

Ausgangssituation Ein externes Reinigungsunternehmen wird bei Vertragserteilung selten an seiner Qualität, sondern an wirtschaftlichen Gesichtspunkten gemessen. Eine einseitige Betrachtungsweise der Geschäftsführungen und vor allem der Ärztlichen Direktoren, die für die Hygiene verantwortlich zeichnen.

Empfehlung Gesetze (IfSG) und verbindliche Regeln (TRBA, BioStoffV, GefStoffV) sowie Empfehlungen der KRINKO sind auch für externe Reinigungsunternehmen bindend. Die Geschäftsführung eines Krankenhauses ist gut beraten, dies mit dem potenziellen Reinigungsunternehmen zu thematisieren und vertraglich zu fixieren.

Ausgangssituation Das bloße Rechnen, mehr Quadratmeter als der Mitbewerber in der gleichen Zeit zu leisten, wird anscheinend als ausreichende Qualitätsbestätigung akzeptiert. Schon wieder eine einseitige Betrachtungsweise der Geschäftsführung. Und eine gefährliche dazu.

Empfehlung Die Geschäftsführung eines Krankenhauses muss dem Reinigungsunternehmen eine realistische Arbeitszeitgrundlage zur Erfüllung einer Leistung geben, die zu aller Zufriedenheit durchgeführt werden kann.

Ausgangssituation Medizinische Einrichtungen prüfen nicht, ob der Reinigungsdienst den gesetzlichen Anforderungen entspricht. Dies wird, wenn vorhanden und im optimalen Falle, der hausinternen Hygieneabteilung überlassen. Häufig ist es jedoch so, dass Hygienefachkräfte auch wenig Erfahrung haben, wie ein guter, hygienisch arbeitender Reinigungsdienst aufgestellt sein muss. Immer häufiger kommt es dann vor, dass bei Begehungen von Gesundheitsämtern (auch in Einrichtungen mit eigener Hygieneabteilung) erhebliche Mängel bei den Reinigungsdiensten festgestellt werden. Eine peinliche Situation.

Empfehlung Die Geschäftsführung eines Krankenhauses oder einer Pflegeeinrichtung tut gut daran, vor Vertragsunterzeichnung durch die Hygienefachkraft prüfen zu lassen, ob die Aussagen des Reinigungsunternehmens der Wahrheit entsprechen. Beispielsweise kann die Hygienefachkraft Referenzhäuser in Augenschein nehmen.

Ausgangssituation Da keine einheitlichen Standards über die Qualifikation von Reinigungsunternehmen existieren, sind die Hygienefachkräfte z. T. unsicher, welche Kriterien ein Reinigungsunternehmen erfüllen muss, um korrekt infektionsprophylaktisch seine Aufgaben zu erfüllen. Aus dieser Unsicherheit heraus kommt es dazu, dass Hygienefachkräfte häufig als gegeben hinnehmen, was die Reinigungsdienste ihnen präsentieren.

Empfehlung Die Hygieneabteilung ist gut beraten, sich auf den jährlich stattfindenden einschlägigen internationalen Messen zu orientieren, was der Markt an arbeitsphysiologischem und hygienischem Arbeitsgerät und Neuigkeiten bietet:

- 2017 in Berlin CMS (Cleaning, Management, Services),
- 2018 Amsterdam (interclean).

Ausgangssituation Reinigungsdienste intern sowie von extern bekommen die Räumlichkeiten zugewiesen, die noch nicht vergeben sind. Dies sind häufig unattraktive Kellerräume.

Empfehlung Reinigungsdienste, ob extern oder intern, sollten angemessene Räumlichkeiten zugewiesen bekommen. Dies trifft auf Umkleide- und Pausenräumen ebenso zu wie auf Parkmöglichkeiten der Reinigungswagen und Räume zur Lagerung von Gefahrstoffen (Chemikalien). Hier sind Gesetze und Regeln zu beachten.

Ausgangssituation In der Fachliteratur der Reinigungsdienste sind die verschiedenen Aspekte der zu beachtenden Hygiene bei Arbeiten in Krankenhäusern deutlich beschrieben. Daher ist es umso erstaunlicher, dass die Umsetzung teilweise erschreckend unberücksichtigt bleibt.

Empfehlung Die Hygienefachkraft muss eng mit dem Reinigungsunternehmen zusammenarbeiten. Wenn es notwendig ist, an seine Pflichten zum infektionspräventiven Arbeiten erinnern und Schulungen durchführen.

Bei der intensiven Beschäftigung mit der Thematik Reinigungsdienst wird deutlich, dass den Reinigungsdiensten im Alltag der Krankenhäuser und Pflegeeinrichtungen kaum Beachtung geschenkt wird. Dies liegt sicher daran, dass bei augenscheinlicher Sauberkeit sich niemand über den Reinigungsdienst Gedanken macht. Der Reinigungsdienst scheint fast unsichtbar. Er passt sich den Arbeitsrhythmen seines Auftraggebers an, arbeitet häufig vor oder nach der »rush hour« in den Krankenhäusern und Pflegeeinrichtungen.

3.3 Hygienebewusstes Arbeiten des Reinigungsdienstes in ambulanten OP-Zentren

Mitarbeiter und Ärzte in Praxen für ambulantes Operieren sind oft nicht informiert, wie die Reinigungskraft in der Praxis die Reinigung bzw. Desinfektion durchführt. Reinigungskräfte in Praxen arbeiten quasi verdeckt. In der Regel sind sie bereits wieder außer Haus, bevor der erste Mitarbeiter die Praxis betritt. Oder die Reinigungskraft kommt spät abends, wenn kein Mitarbeiter mehr vor Ort ist. Das ist sicher z. T. auch sinnvoll, da so der Arbeitsablauf nicht gestört wird.

Häufig liegen keinerlei genaue Arbeitsanweisungen vor, wie und in welcher Reihenfolge die einzelnen Räumlichkeiten einer Praxis gereinigt und desinfiziert werden müssen. Es ist also nicht klar, ob die Reinigungskraft mit einem Reinigungstuch zuerst die Toilette und anschließend mit dem gleichen Tuch den OP-Tisch reinigt. Reinigungskräfte in Praxen können auch sog. »Ich-AGs« sein, d. h. es kann nicht unbedingt davon ausgegangen werden, dass diese in hygienischem Arbeiten geschult sind. Meistens existiert nicht mal ein Reinigungs- und Desinfektionsplan explizit für die Reinigungskraft. Qualitätskontrolle des Reinigungsdienstes findet in ambulanten OP-Zentren nicht statt.

Das Arbeitsgerät sowie dessen Aufbereitung entsprechen nicht selten dem des häuslichen Umfeldes. Häufig werden die Reinigungsutensilien in der Praxis mit einer Haushaltswaschmaschine gewaschen. Mikrobiologische Prüfungen der Waschmaschinen werden nicht durchgeführt.

In einer Studie von Otto-Karg et al. (2011) wurde geprüft, inwieweit die Praxen durch externe Reinigungsdienstleister oder eigenes Personal gereinigt und desinfiziert wurden. Eine weitere Frage war, ob für diese Tätigkeiten entsprechende Arbeitsanweisungen existieren und den medizinischen Fachangestellten die Inhalte dieser Vorgaben bekannt waren. Außerdem wurde gefragt, ob eigenes Personal in der Reinigung und Desinfektion eingewiesen und geschult war und ob diese Tätigkeiten dokumentiert und überprüft wurden (Tab. 3.1).

Tab. 3.1 Fragen zur Reinigung und Desinfektion bei 46 Praxen

Reinigung und Desinfektion	Ja	Nein
Externe Reinigungsfirma	12	34
Eigene Reinigungskraft	34	12
Arbeitsanweisungen zur Reinigung und Desinfektion auf die Praxis angepasst vorhanden	23	23
Werden erforderliche Schutzmaßnahmen eingehalten?	35	11
Dokumentation der Reinigungsleistung	5	41
Ist bekannt bzw. gibt es Dokumentationen zur Einarbeitung, Unterweisung und Fortbildung des Reinigungspersonals?	8	38

Der Praxisbetreiber ist laut berufsgenossenschaftlichen Regeln für Sicherheit und Gesundheit bei der Arbeit (BGR 250) verantwortlich für die Unterweisung des Reinigungspersonals. Schulungen und Unterweisungen der Reinigungskräfte entsprechend den Vorgaben wurden nur in acht der 46 befragten Praxen durchgeführt bzw. waren bekannt, dass diese durchgeführt wurden. In neun Fällen der 46 befragten Praxen war zwar ein Reinigungs- und Desinfektionsplan vorhanden, dieser war jedoch nicht mit der Praxis abgestimmt, sondern wurde unverändert aus Unterlagen der Reinigungsfirma entnommen (Otto-Karg et al. 2011).

> Die gesetzliche Verpflichtung zum Qualitätsmanagement für Arztpraxen besteht nach Sozialgesetzbuch (SGB) V §§ 135a und § 137. Verantwortlich sind die Träger bzw. die Leiter der medizinischen Einrichtungen. Das Hygienemanagement ist integraler Bestandteil dieser Forderung. (Otto-Karg et al. 2011)

Hierzu gehören auch Reinigungs- und Desinfektionsmaßnahmen. In mehr als zwei Drittel der befragten Praxen (83%) waren keine Arbeitsanweisungen für Reinigung- und Desinfektion vorhanden!

Laut SGB § 135a besteht für Vertragsärzte, medizinische Versorgungszentren die Verpflichtung zur Qualitätssicherung:

(1) »Die Leistungsbringer sind zur Sicherheit und Weiterentwicklung der Qualität der von

ihnen erbrachten Leistungen verpflichtet. Die Leistungen müssen dem jeweiligen Stand der wissenschaftlichen Erkenntnis entsprechen und in der fachlich gebotenen Qualität erbracht werden.«

(2) »Vertragsärzte, medizinische Versorgungszentren […] mit denen ein Versorgungsvertrag nach 111a besteht, sind nach Maßgabe § 137 und 137d verpflichtet: 1. sich an einrichtungsübergreifenden Maßnahmen der Qualitätssicherung zu beteiligen, die insbesondere das Ziel haben, die Ergebnisqualität zu verbessern, und 2. einrichtungsintern ein Qualitätsmanagement einzurichten und weiterzuentwickeln.«

3.4 Krankenhaus und Räumlichkeiten für den Reinigungsdienst

Der Reinigungsdienst in Krankenhäusern und Pflegeeinrichtungen, ob extern oder intern, ist häufig mit Büro, Waschraum und Lager in Kellerräumen untergebracht. Dies kann ein Parameter der Wertschätzung gegenüber dem Reinigungsdienst sein. Meinen Beobachtungen nach legen leider auch zahlreiche Reinigungsdienste wenig Wert auf Sauberkeit ihres eigenen Bereiches.

Wenn dann Verantwortliche von Seiten der Geschäftsführung der Krankenhäuser und Pflegeeinrichtungen diese unsauberen Räume sehen, fühlen sie sich bestätigt, dem Reinigungsdienst keine besseren Räume zugewiesen zu haben. Hier sollten viele Reinigungsdienste sich aus eigenem Interesse besser aufstellen.

Die Unterbringung der Reinigungsdienste ist sicher ein räumliches Problem jedes Krankenhauses. Gleichwohl sind Gesetze und Vorschriften einzuhalten, die leider allzu oft außer Acht gelassen werden.

3.4.1 Fußbodenlagerung sind Hindernisse für die Reinigung

Ausgangssituation Der größte Feind einer korrekten Fußbodenreinigung und Desinfektion ist die Fußbodenlagerung (◘ Abb. 3.3) bzw. zu tief angebrachte Regale. Die Erfahrung zeigt, dass im knapp bemessenen Zeitfenster der Reinigungsdienste auf dem Fußboden stehende Gegenstände nicht oder nur selten für eine Reinigung zur Seite geräumt werden; schwere Gegenstände definitiv gar nicht. Häufig ist auch festzustellen,

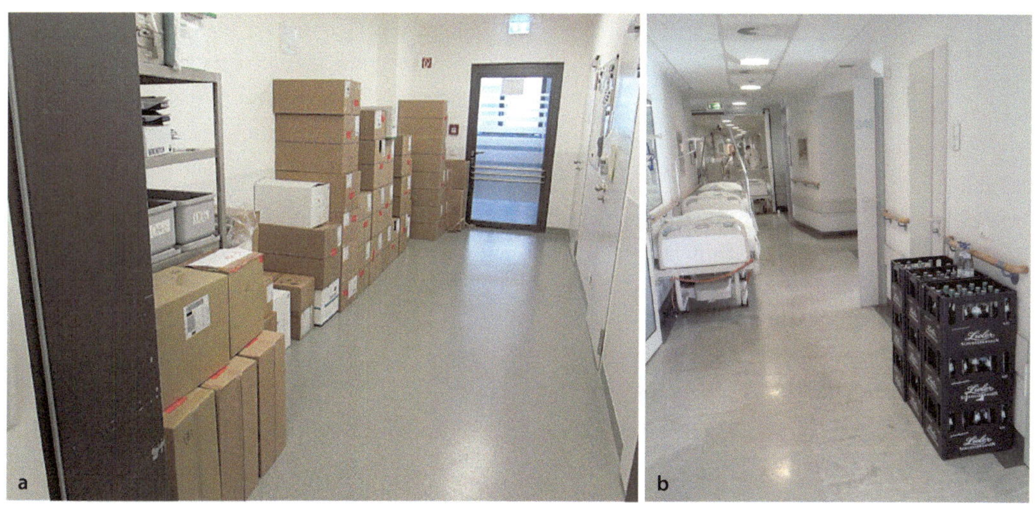

◘ **Abb. 3.3a, b** Fußbodenlagerung: **a** im OP – größtes Hindernis für den Reinigungsdienst; **b** Fußbodenlagerung auf Station

dass bei Regalen der unterste Regalboden zu tief oder zu hoch angebracht ist. Das bedeutet, unter diesen Regalen wird nicht gereinigt, oder die Flächen werden als Lagerfläche genutzt.

Tipp

Schwere Gegenstände können auf rollbaren Lastenträgern gelagert werden. So kann der Reinigungsdienst die schweren Gegenstände zur Seite rollen, die Reinigungsarbeiten durchführen sie und wieder zurückstellen.

Empfehlung Rollbretter können preiswert in Baumärkten gekauft und von der Abteilung Technik oder vom Hausmeister zusammengebaut werden. Das unterste Regal sollte in einer Höhe von 20 cm angebracht werden. Diese Höhe macht es erfahrungsgemäß schwer möglich, noch etwas darunter zu lagern. Die Höhe ist aber ausreichend, um eine Fußbodenreinigung durchzuführen.

Ausgangssituation Häufig werden Reinigungsdiensten auch sehr kleine Räume als Putzmittelräume zugewiesen, z. T. noch mit schlechter Belüftungssituation. Diese Räume haben oft auch keine Lagermöglichkeit in Form von Schränken oder Regalen.

Empfehlung Bei der Thematik Fußbodenlagerung kann die Geschäftsführung, vor allem aber die Stations- und Abteilungsleitungen eines Krankenhauses oder Pflegeeinrichtung, dem Reinigungsdienst hilfreich zur Seite stehen. Dies betrifft alle Bereiche. Hier kommt auch eine gute gepflegte Kommunikationskultur mit den Beschäftigten der jeweiligen Abteilung zum Tragen.

Bei Fußbodenlagerung muss bedacht werden, dass die Flächen, die nicht gereinigt werden können, u. U. trotzdem im Leistungsverzeichnis des Reinigungsunternehmens stehen und bezahlt werden.

Eine gute Kooperation basierend auf Kommunikation und gegenseitige Rücksichtnahme zwischen Krankenhaus, Pflegeeinrichtung und Reinigungsdienst intern oder Reinigungsunternehmen extern schont die finanziellen Ressourcen.

3.5 Kooperationen mit den Abteilungen

Bei Begehungen ist immer wieder festzustellen, dass für den Reinigungsdienst zu wenige Lagerungsmöglichkeiten geschaffen werden. Es sind oft die einfachen Dinge. Beispielsweise fehlen Wandregale, obwohl reichlich Platz zum Anbringen dieser Regale vorhanden ist. Der Reinigungsdienst als externes Unternehmen kann von sich aus nicht die Technik oder den Hausmeister um das Anbringen der Wandregale bitten. Das ist die Aufgabe der Stations- oder Abteilungsleitung. Hier braucht der Reinigungsdienst Unterstützung. Wenn nichts geschieht, ist der Reinigungsdienst z. B. in den eigenen Lagerräumen zur Fußbodenlagerung gezwungen.

Tipp

In Abteilungen und auf Stationen finden täglich Übergabegespräche statt. Wenn hygienerelevante Themen, die den Reinigungsdienst betreffen, zu besprechen sind, sollte das Reinigungspersonal, das in diesem Bereich arbeitet, regelmäßig hinzu gezogen werden.

Manchmal wird die Objektleitung zu Stationsbesprechung dazu gebeten. Das kann Vor- und Nachteile mit sich bringen.

- **Besprechung auf Station nur mit Objektleiter**

Vorteil Direkter Vorgesetzter im Reinigungsdienst ist informiert. Hier muss sich der Objektleiter für sein Reinigungsteam einsetzen.

Nachteil Eine evtl. einseitige Betrachtungsweise, da der Objektleiter normalerweise nicht direkt im Reinigungs- und Desinfektionsalltag mitarbeitet. Der Objektleiter kennt auch nicht den genauen Vorfall, z. B. einer Patientenbeschwerde. Den kennt nur die betroffene Reinigungskraft, die auch gute Ideen zur Abhilfe haben kann, aber nicht vor Ort ist, um diese vorzutragen. Bei Besprechungen sollten Reinigungskräfte immer anwesend sein.

3.6 Die Hygienefachkraft als Vermittler – in Zusammenarbeit mit der Link-Nurse

Kleines Beschwerdemanagement

Immer wieder kommt es vor, dass der Pflegedienst sich über den Reinigungsdienst beschwert. Nicht beim Reinigungsdienst direkt. Die Begründung: »Das habe ich schon oft gemacht, da passiert ja doch nichts«.

Das ist natürlich eine Aussage, die zu hinterfragen wäre, ob diese Patientenbeschwerde in welcher Form an wen weitergegeben wurde und ob es eine Rückmeldung gab. Wenn dem aber so ist, wäre das ein grober Fehler der Reinigungsdienste. Patienten, die ja bekanntlich Zeit zum Beobachten haben, beschweren sich beim Pflegepersonal über die »unsaubere« Arbeitsweise des Reinigungsdienstes. Hier handelt es sich jedoch häufig um eine subjektive Betrachtungsweise, aus dem privaten häuslichen Bereich auf das zeitgetaktete, professionelle Arbeiten eines Reinigungsdienstes in einer medizinischen Einrichtung projiziert.

Auf diese Weise kann aber auch ein negatives Image nach außen getragen werden. Wenn dann der Pflegedienst und Reinigungsdienst übereinander und nicht miteinander reden, entstehen die sog. »atmosphärischen Störungen« unterschiedlicher Berufsgruppen.

> **Tipp**
>
> Es ist ratsam, im Vorfeld sog. Gesprächszirkel einzurichten, bei denen jeder offen zu Themen Stellung nehmen kann.

Beispielsweise kleine Lagerräume mit fehlender oder defekter Lüftung. Es muss geklärt sein, welche Wünsche und Mängel der Reinigungsdienst zeitsparend direkt an die Technik (natürlich nachrichtlich an die Stations-/Abteilungsleitung) weitergeben kann und bei welchen Mängeln der offizielle Dienstweg eingehalten werden muss. In diesem Zirkel können auch vorausschauend potenzielle Patientenbeschwerden besprochen und Strategien festgelegt werden, wie damit umgegangen wird. Wenn Beschwerden berechtigt waren, kann in diesem Zirkel besprochen werden, was in Zukunft verbessert werden kann.

Das gesamte Procedere einer Beschwerde ist natürlich zu dokumentieren. Der Patient sollte nie die Einrichtung mit dem Eindruck verlassen, in einem schmutzigen Krankenhaus gelegen zu haben, und niemand hat sich seiner Beschwerde angenommen; »das ist denen sowieso egal«.

Häufig ist von Patienten auch zu hören, wenn das Krankenhaus es nicht schafft, sauber zu sein, wie ist dann erst die Behandlung. Das kann für das Krankenhaus oder die Pflegeeinrichtung imageschädigend sein (▣ Abb. 3.4).

Der Objektleiter kann nicht davon ausgehen, dass z. B. der Stationsleitung die für den Reinigungsdienst relevanten Regeln über die Lagerung von Chemikalien bekannt sind. Es kann nicht vorausgesetzt werden, dass dem Techniker oder Hausmeister bekannt ist, dass z. B. Wandregale zur Chemikalienlagerung nicht in oder über Kopfhöhe angebracht werden dürfen und der Raum gut belüftet sein muss. Häufig reicht es nicht zu sagen, in diesem Raum fehlen Wandregale. Auch bei so einfachen Dingen ist ein gemeinsamer Lokaltermin zu vereinbaren. Es muss

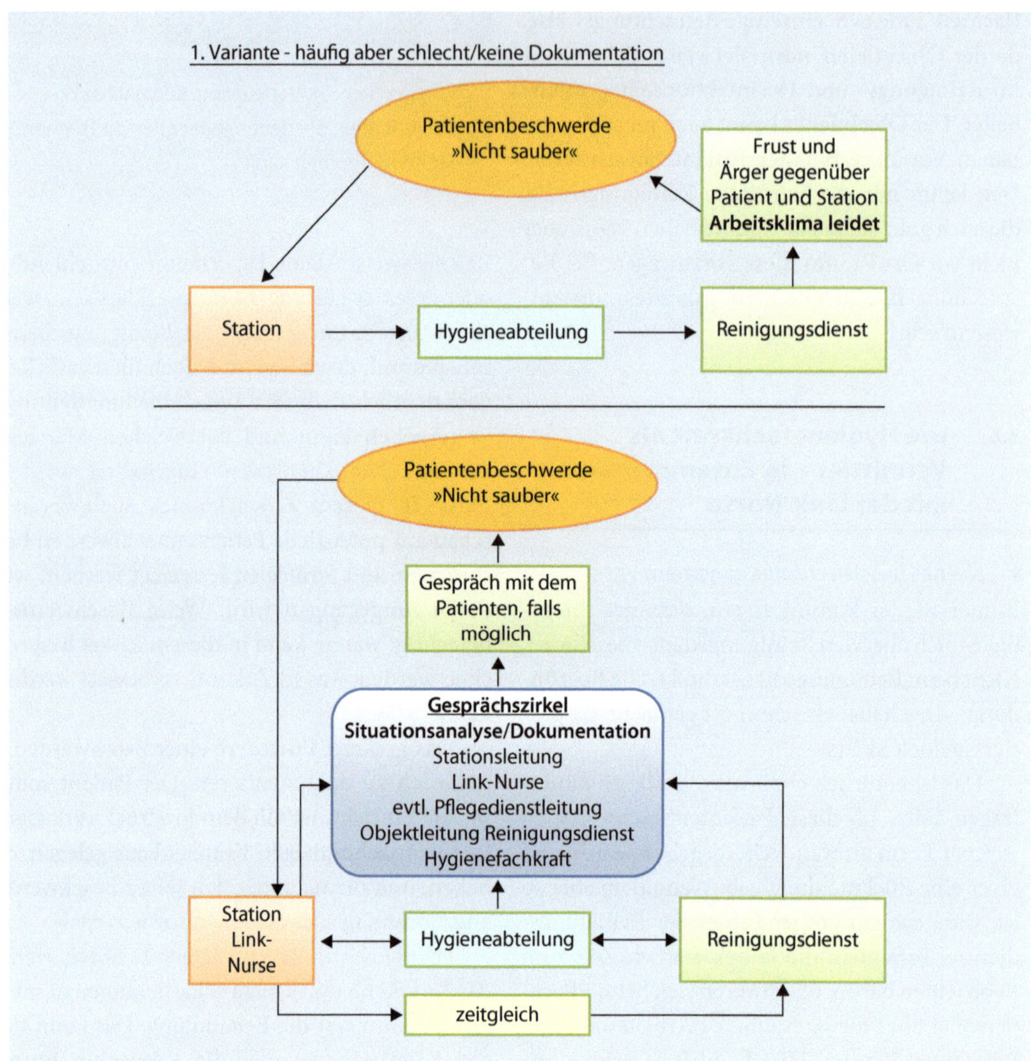

Abb. 3.4 Kleines Beschwerdemanagement

vor Ort genau festgelegt werden, wo welches Regal, in welcher Größe angebracht werden soll bzw. kann.

Der Einsatz von sog. »Link-Nurses« empfiehlt die KRINKO und beschreibt sie als Hygienebeauftragte in der Pflege. Sie ist als Bindeglied zwischen Hygienefachkraft und Stations- oder Bereichspersonal tätig. Link-Nurses sind Teil des Pflegeteams, arbeiten auf Station, in Abteilungen mit und sind täglich vor Ort. Sie erleben hygienerelevante Situationen (auch Beschwerden) hautnah mit, auch im Verantwortungsbereich der Reinigungsdienste. Sie sind wichtige Multiplikatoren der Umsetzung von Regelungen und Verfahrensanweisungen zur Verhütung nosokomialer Infektionen in einem Krankenhaus (Bundesgesundheitsblatt 2009).

Ein Team »Beschwerdemanagement«, das sich aus Stations-/Abteilungsleitung, Hygienefachkraft und Link-Nurse zusammensetzt, kann in Zusammenarbeit mit dem Reinigungsdienst für alle Beteiligten zur Patientenzufriedenheit beitragen und schützt so die medizinische Einrichtung vor schlechtem Image durch unzufriedene Patienten.

Literatur

Gesetzliche Krankenversicherungen – viertes Kapitel, Beziehungen der Krankenkassen zu den Leistungserbringern § 69–140h, neunter Abschnitt, Sicherung der Qualität der Leistungserbringung § 135–139c; V. Buch der Sozialgesetzgebung. Gesetzesstand Januar 2013

KRINKO (2009) Personelle und organisatorische Voraussetzungen zur Prävention nosokomialer Infektionen. Bundesgesundheitsblatt

Otto-Karg IM, Drubel I, Lesny M (2011) Hygienemanagement in Arztpraxen – Ergebnis einer Ist-Analyse. Krankenhaushygiene up2date 6: 6(4): 297–312/Ökonomie und Recht. Thieme, Stuttgart

Qualitätsmanagementsysteme und Dokumentation

L.C. Weber

L.C. Weber, *Reinigungsdienste und Hygiene in Krankenhäusern und Pflegeeinrichtungen*,
DOI 10.1007/978-3-662-52723-8_4, © Springer-Verlag Berlin Heidelberg 2016

Qualitätsmanagementsysteme (QM-Systeme) sind Instrumente, mit denen sich Unternehmensprozesse verständlich, nachvollziehbar veranschaulichen lassen. Arbeitsabläufe können festgelegt, kontrolliert und verbessert werden. Die Dokumentation ist einer der wichtigsten Bestandteile des QM. In Dienstleistungsunternehmen und in der Industrie sind QM-Systeme seit Jahrzehnten Standard; inzwischen auch seit vielen Jahren im Gesundheitssektor in allen medizinischen Einrichtungen.

Seit den 1990er Jahren lassen sich zunehmend Reinigungsunternehmen nach DIN EN ISO 9001 (Qualitätsmanagement) zertifizieren.

- DIN Deutsches Institut für Normung e.V.
- EN Europäische Norm
- ISO International Organization for Standardization

Diese freiwillige Zertifizierung zählt zu einer der meist akzeptierten Normen im QM europa- und weltweit. Hierdurch kann die Qualität des Reinigungsunternehmens objektiv und anhand einheitlicher Kriterien gemessen und vergleichbar gemacht werden. Die ISO 2008 wird von der DIN EN ISO 9001, 2015 abgelöst. Die Übergangsfrist beträgt 3 Jahre. Die DIN EN 15224, 2015 ist eine europäische Norm für QM-Systeme im Gesundheitswesen und enthält auch konkrete Forderungen an die Patientensicherheit.

Die Formulierungen der DIN EN ISO 9001 werden branchenunabhängig angewendet, da sie in der Formulierung allgemein gehalten sind. Die neue Norm DIN EN 15224 betrifft das Gesundheitswesen. Hier ist der Reinigungsdienst angehalten, das hygienerelevante Vorgehen im Reinigungsdienst an die örtlichen Gegebenheiten anzupassen und umsetzen (■ Tab. 4.1).

■ **Tab. 4.1** Einige Grundsätze des Qualitätsmanagements im Gesundheitswesen, adaptiert an Reinigungsdienstleistung – ein Beispiel

Grundsätze	Bezug auf hygienebewusstes Arbeiten des Reinigungsdienstes
1. Qualität umfasst die aufeinander abgestimmten Tätigkeiten zum Leiten und Lenken einer Organisation bezüglich Qualität	Orientierung am Hygieneplan der medizinischen Einrichtung. Enge Zusammenarbeit mit der Hygieneabteilung.
2. Herausforderungen im Gesundheitswesen Krankenhausstrukturgesetz, IfSG, TRBA 250, UVV	Umsetzung des State of the Art der Infektionsprophylaxe durch die Objektleitung und unter Aufsicht der Hygienefachkraft.
3. Klinischer Prozess Zusammenwirken jeder Art von Angehörigen der Gesundheitsberufe	Regelmäßige Besprechungen mit den Leitungen der Stationen und Abteilungen. Einbeziehung von Hygienefachkraft und Link-Nurse.
4. Prozessorientierter Ansatz	Arbeitsabläufe infektionspräventiv gestalten, z. B. Workflow im Patientenzimmer verbessern.
5. Systemorientierter Ansatz (Erkennen und Verstehen von Wechselbeziehungen der Prozesse)	Lernen aus den Beschwerden von Patienten und Pflegepersonal. Unmittelbares Umsetzen des Beschwerdemanagements vor Ort
6. Ständige Verbesserung	Regelmäßige Besprechungen. Schulungen durch die Hygienefachkraft.
7. Sachbezogener Ansatz zur Entscheidungsfindung (Analyse von Daten)	Wie unter Nr. 5 erwähnt: Lernen aus Beschwerden. Entscheidungen treffen für Prozessänderungen

» Die vorliegende Europäische Norm versteht sich gegenüber dem Vorgänger nicht mehr nur als Leitfaden für den Gesundheitssektor zur Interpretation der Norm EN ISO 9001 bei der Einrichtung eines Qualitätsmanagementsystems, sondern als eigenständige Norm, die als Grundlage einer Zertifizierung im Gesundheitswesen angewendet werden kann.

Die Europäische Norm wird unterstrichen durch die Forderung im Sozialgesetzbuch V.:

» Die gesetzliche Verpflichtung zum Qualitätsmanagement besteht nach Sozialgesetzbuch V(SGB) §§ 135a und § 137. Verantwortlich sind die Träger bzw. die Leiter der medizinischen Einrichtungen. (Gesetzliche Krankenversicherungen 2013)

Beispiel

Für die Überprüfung eines Reinigungsdienstes in einem Krankenhaus wurde ich vom Bereichsleiter am Empfang abgeholt und zu seinem Büro begleitet. Auf dem etwa fünfminütigen Weg dahin zeigte er mir stolz mehrere Checklisten, mit denen das Reinigungspersonal permanent überprüft wird. Im Büro angekommen bat ich ihn, mir die Unterlagen und die Dokumentation zu zeigen, die eine Reinigungskraft zu Beginn ihrer Tätigkeit ausgehändigt bekommt.

Erwartet hatte ich hygienerelevante Unterlagen, die der Reinigungskraft zur Orientierung dienen:

- Arbeitsanweisungen über die Reihenfolge der Reinigung und Desinfektion eines Patientenzimmers,
- Informationen über die Benutzung der Schutzkleidung, die in einem »Isolierzimmer« zu tragen ist,
- Verhalten bei z. B. Nadelstichverletzungen.

Ich erfuhr, dass die Reinigungskräfte keine Unterlagen bekommen, da diese, der Erfahrung des Bereichsleiters nach, ohnehin nach wenigen Tagen im Papierkorb zu finden seien.

Reinigungsdienste müssen ebenso wie andere Dienstleister in Krankenhäusern und Pflegeheimen ein QM-System erstellen (Lutz 2010).

4.1 Einweisung des Reinigungspersonals

Das Hygienemanagement ist fester Bestandteil der Qualitätssicherung. Aus diesem Grunde sollte eine enge Zusammenarbeit zwischen dem Hygienemanagement des Krankenhauses und dem Reinigungsunternehmen bestehen.

Die Qualitätssicherung und Dokumentation sollten bereits im Vorstellungsgespräch, vor der Einstellung von neuen Mitarbeitern beginnen. Der potenzielle Mitarbeiter muss im Vorstellungsgespräch auch über die Gefahren bei der Tätigkeit in medizinischen Einrichtungen informiert werden. Er muss wissen, dass er mit biologischen Arbeitsstoffen in Berührung kommen kann bzw. kommt, dass es entsprechende Schutzmaßnahmen zu beachten gilt und dass aus infektiologischen Gründen bestimmte Prozesse streng eingehalten werden müssen.

Beispiel

In einem Krankenhaus bat ich die Objektleiterin eines externen Reinigungsunternehmens, mir die Unterlagen/Handouts von Schulungen/Arbeitsanweisungen u. a. zu zeigen, die ein neuer Mitarbeiter erhält, damit er das Gespräch inhaltlich nachvollziehen, evtl. noch fehlende Unterlagen (z. B. Impfnachweis) nachreichen und sich generell informieren kann. Ich erhielt ein einziges DIN A4-Blatt (◘ Tab. 4.2).

Die Punkte auf dem Blatt (◘ Tab. 4.2) werden mit dem neuen Mitarbeiter lediglich besprochen. Weitere schriftliche Informationen werden nicht ausgehändigt. Der Aspekt Krankenhaushygiene ist nicht erwähnt. Der Objektleiterin waren TRBA 250, TRBA 500, TRGS 525 nicht bekannt.

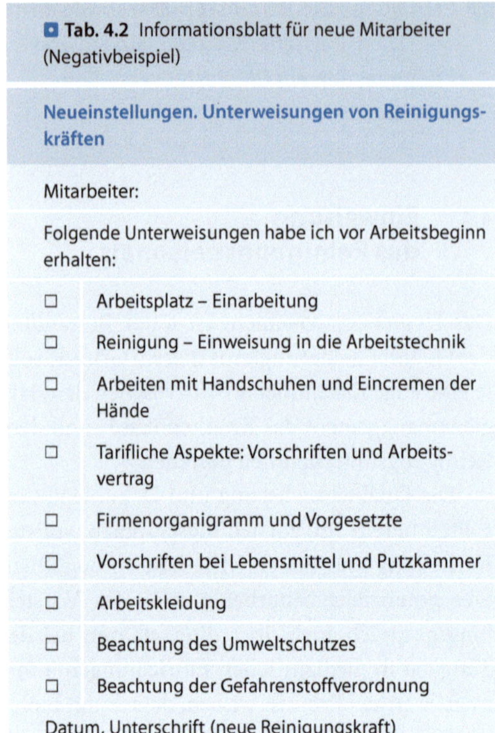

Tab. 4.2 Informationsblatt für neue Mitarbeiter (Negativbeispiel)

Neueinstellungen. Unterweisungen von Reinigungskräften	
Mitarbeiter:	
Folgende Unterweisungen habe ich vor Arbeitsbeginn erhalten:	
☐	Arbeitsplatz – Einarbeitung
☐	Reinigung – Einweisung in die Arbeitstechnik
☐	Arbeiten mit Handschuhen und Eincremen der Hände
☐	Tarifliche Aspekte: Vorschriften und Arbeitsvertrag
☐	Firmenorganigramm und Vorgesetzte
☐	Vorschriften bei Lebensmittel und Putzkammer
☐	Arbeitskleidung
☐	Beachtung des Umweltschutzes
☐	Beachtung der Gefahrenstoffverordnung
Datum, Unterschrift (neue Reinigungskraft)	

In Tab. 4.3 sind die Punkte des Blattes, welches der neue Mitarbeiter ausgehändigt bekommt (Tab. 4.2), zusammengefasst sowie die Mindestanforderung dessen, was der Mitarbeiter hätte an Unterlagen erhalten müssen.

Dieses Fallbeispiel macht deutlich, dass Sie als Hygienefachkraft das externe Reinigungsunternehmen u. U. von Anfang an begleiten und beraten müssen.

Anregungen und Beispiele, worauf bei einem Reinigungsdienst geachtet werden muss, finden Sie in ► Kap. 6.

Die KRINKO-Empfehlung sagt, dass hygienische Kontrollen von Desinfektions- und Reinigungsverfahren sowie von Abläufen zur Aufbereitung von Reinigungsutensilien Teil der Qualitätssicherung sind. Indikation sowie Häufigkeit und Umfang der Kontrollen werden vom Krankenhaushygieniker in Abstimmung mit der Hygienekommission festgelegt. Dies hat die RKI-Lichtlinie gemäß der Anlage 5.6 bereits 1993 festgelegt (Bundesgesundheitsblatt 2004).

Beim QM eines Reinigungsunternehmens ist das Hygienemanagement der medizinischen Einrichtungen zu berücksichtigen, in dem das Reinigungsunternehmen tätig ist. Die Reinigungs- und Desinfektionspläne sowie Prozesse unterschiedlicher Arbeitsabläufe, Verfahrensanweisungen und Notfallmaßnahmen werden durch die Dokumentation gesichert und geleitet.

Für ein erfolgreiches Qualitäts- und Hygienemanagement wird eine enge Zusammenarbeit mit der Abteilung Klinikhygiene bzw. mit hygienebeauftragten Personen und dem Reinigungspersonal/Objektleiter empfohlen. Vergewissern Sie sich als hygieneverantwortlicher Mitarbeiter eines Krankenhauses oder einer Pflegeeinrichtung, dass sich der Reinigungsdienst mit der Umsetzung des aktuellen Hygieneplans vertraut macht und danach arbeitet.

KRINKO und TRBA 250 weisen darauf hin, dass Mitarbeiter **vor** Arbeitsbeginn zu schulen sind. Der Mitarbeiter muss die Teilnahme an der Schulung mit Unterschrift dokumentieren.

Bei gehäuft auftretenden infektiösen Erkrankungen, z. B. Norovirusausbruch, sollte das Hygieneteam der Einrichtung zusätzlich den Reinigungsdienst kurzfristig schulen (Wissensauffrischung), um zu sensibilisieren und eine weitere Verbreitung zu verhindern. Die Teilnahme an der Schulung ist zu dokumentieren.

4.2 Auswahl der Flächendesinfektionsmittel

Bei der Erstellung von Reinigungs- und Desinfektionsplänen orientiert sich die Wahl der Desinfektionsmittel in erster Linie an den Keimen, die es zu reduzieren gilt, bzw. am Infektionsrisiko. Selbstverständlich ist auch auf die Kompatibilität des Reinigungs- oder Desinfektionsmittels

■ Tab. 4.3 Gesprächspunkte, die bei einem seriösen Reinigungsdienst hätten besprochen werden müssen

Liste der Besprechungspunkte mit neuem Mitarbeiter – kein Aushändigen von Unterlagen	Mindestanforderung an Information/Material für neue Mitarbeiter
Arbeitsplatz – Einarbeitung	Beschreibung der Arbeitsabläufe im Patientenzimmer und Patientenbadezimmer mit Bildmaterial.
Einarbeitung in die Reinigung/Arbeitstechnik	Nicht nur Reinigung – Was ist mit Desinfektion? Herstellen einer korrekten Desinfektionsmittel-konzentration.
Arbeiten mit Handschuhen und Eincremen der Hände	Information, warum für jedes Zimmer ein Paar frische Handschuhe wichtig ist.
Tarifliche Aspekte: Vorschriften und Arbeitsvertrag	Firmeninterna
Firmenorganigramm und Vorgesetzte	Firmeninterna
Vorschriften bei Lebensmittel und Putzkammer	Gemeint ist wohl, dass keine Speisen und Getränke auf dem Reinigungswagen sein dürfen. Mit Putzkammer ist evtl. der Bereich der Aufbereitung gemeint.
Arbeitskleidung	Keine Privatkleidung, z. B. Jeans und Sandalen o. Ä.
Beachtung des Umweltschutzes	Genaue Dosierung von Desinfektionsmitteln. Kein Desinfektionsmittel in Sprayform.
Beachtung der Gefahrenstoffverordnung	Abfallbeseitigung in unterschiedlichen Bereichen. Umgang mit CMR-Stoffen (Zytostatika) auf onkologischen Stationen. Umgang mit Schutzkleidung (PSA) bei »Isolierzimmern«. Schlussdesinfektion. Arbeiten in Patientenzimmern mit immunsupprimierten Patienten. OP- und Funktionsbereiche. Patientenbettenaufbereitung. Verhalten bei Stichverletzungen.

mit dem Material der zu bearbeiteten Oberfläche zu beachten. Bei der Wahl der Desinfektionsmittel ist die vom RKI empfohlene Liste der VAH (Verbund für Angewandte Hygiene e. V.) zu Rate zu ziehen.

4.3 Hygienepläne und Dokumentation

Sie als Hygienefachkraft in Krankenhäuser und Pflegeeinrichtungen sollten die Reinigungsunternehmen kontinuierlich begleiten. Änderungen und Anpassungen im Hygieneplan sind zeitnah in das QM der externen Reinigungsunternehmen und internen Reinigungsdienste einzupflegen. Hierbei kann die Hygienefachkraft bei regelmäßigen Treffen Hilfestellung leisten.

Reinigungs- und Desinfektionspläne können als Orientierungshilfe laminiert am oder im Reinigungswagen platziert werden (■ Abb. 4.1).

Eine umfassende Dokumentation, die ein infektionspräventives Arbeiten für das Reinigungspersonal gewährleistet, sollte aus hygienischer Sicht die in ■ Tab. 4.4 gelisteten Punkte umfassen.

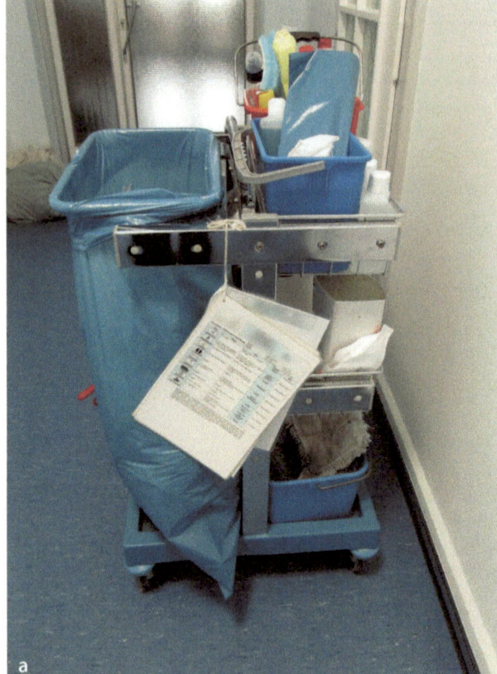

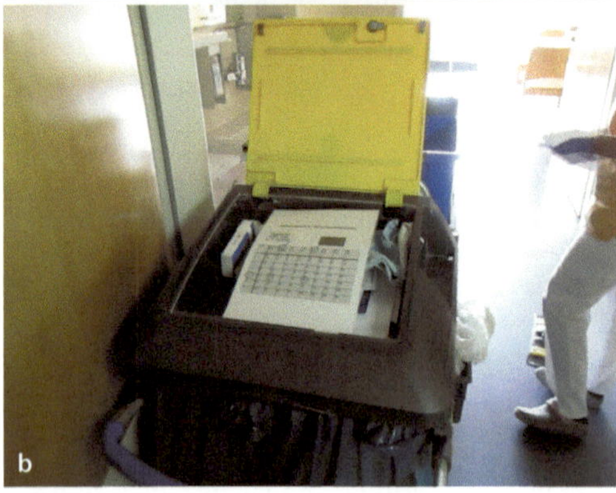

Abb. 4.1a, b Reinigungs- und Desinfektionspläne: **a** am Reinigungswagen; **b** im Reinigungswagen

Die KRINKO-Empfehlung fasst zusammen:

» Anforderungen an die Hygiene bei der Reinigung und Desinfektion von Flächen betreffend, kann quasi als Basis für eine entsprechende Qualitätssicherung bei der Tätigkeit eines Reinigungsdienstes verwendet werden. Es wird auf die Risikobewertung in den unterschiedlichen Krankenhausbereichen hingewiesen. (Bundesgesundheitsblatt 2004)

Eine umfassende Dokumentation zeichnet einen professionellen Reinigungsdienst aus. Sie gibt sowohl Mitarbeitern als auch dem Auftraggeber und Hygieneverantwortlichen einer medizinischen Einrichtung Sicherheit, insbesondere bei der Überprüfung von Übertragungswegen von aufgetretenen Infektionskrankheiten. So ist zu empfehlen, schon bei der Auswahl eines Reinigungsdienstleisters auch sein QM-System einzusehen.

Tipp

Das hygienische und infektionspräventive Arbeiten von Reinigungsdiensten sowie von Abläufen und Verfahren der Aufbereitung von Reinigungsutensilien sollten Teil der Qualitätssicherung sein und kontinuierlich von der Hygienefachkraft begleitet werden.

4.4 Qualitätssicherung auch für Reinigungsdienste

Am 7./8. Juni 2015 auf dem G7-Gipfel auf Schloss Elmau in Bayern wurde von der Bundesrepublik Deutschland erstmals das Thema Bekämpfung der grenzüberschreitenden, globalen Antibiotikaresistenzen auf die Agenda gesetzt. Dieser Schritt ist der Ebola-Epidemie 2014 geschuldet. Bei dieser Epidemie wurde allen Ländern der Erde auf erschreckende Weise bewusst, dass Krankheitserreger, gleich welcher Art, keine Grenzen kennen und innerhalb von 72 Stunden per Flugzeug überall hin transportiert werden können. Am 8./9. Oktober 2015 trafen sich die Gesundheitsminister der G7-Länder in Berlin zu einer High-Level-Konferenz und verabschiedeten eine Erklärung.

Tab. 4.4 Qualitätssicherung

Qualitätssicherung durch Dokumentation	Aufbewahrung und praktisches Platzieren der Dokumentation
Arbeitsabläufe für Patientenzimmer, mit unterschiedlicher Bettenzahl. Auch für immunsupprimierte Patienten und Patienten in Isolierzimmern	In den Unterlagen der Mitarbeiter ggf. laminiert am Reinigungswagen, bei noch neuen Mitarbeitern
Meldeweg infektiöser Erkrankungen von Patienten, d. h. Isolierzimmer an die Abteilung Reinigungsdienst (mit dem Pflegedienst erarbeitet)	In den Unterlagen der Mitarbeiter ggf. laminiert am Reinigungswagen, bei noch neuen Mitarbeitern
Arbeitsabläufe in diagnostischen Abteilungen (EKG, Endoskopie etc.)	In den Unterlagen der Mitarbeiter ggf. laminiert am Reinigungswagen, bei noch neuen Mitarbeitern
Arbeitsabläufe im OP, onkologische Station, Zytostatikakontaminationen, Ambulanz u. a.	In den Unterlagen der Mitarbeiter ggf. laminiert am Reinigungswagen, bei noch neuen Mitarbeitern
Mit der Hygieneabteilung genau festgelegte, gesonderte Desinfektionspläne für den Reinigungsdienst	In den Unterlagen der Mitarbeiter ggf. laminiert am Reinigungswagen, bei noch neuen Mitarbeitern
Arbeitsabläufe zur Aufbereitung von Mopps/Reinigungstüchern (Beladen der Waschmaschine)	Laminiert im »Waschraum«
Tägliche Reinigung und Durchführung mikrobiologischer Untersuchungen der Waschmaschine	Laminiert im »Waschraum«
Maßnahmen im Personalschutz – Maßnahmen bei Stichverletzungen	In den Unterlagen der Mitarbeiter ggf. laminiert am Reinigungswagen, bei noch neuen Mitarbeitern
Informationen und Maßnahmen zum Thema Impfschutz vor Aufnahme der Tätigkeit	In den Unterlagen der Mitarbeiter ggf. laminiert am Reinigungswagen, bei noch neuen Mitarbeitern
Schulungs- und Einweisungsunterlagen (Handout) für Mitarbeiter vor Ort, in jeweiligen Sprachen, vor allem für bestimmte sensible Bereiche wie z. B. OP, Zytostatikakontaminationen	In den Unterlagen der Mitarbeiter ggf. laminiert am Reinigungswagen, bei noch neuen Mitarbeitern
Schulungen mit Handout, Einweisungen vor Aufnahme der Tätigkeit. Nicht nur Einweisungen in das Arbeitsgerät, sondern auch detailliert in infektionspräventivem Arbeiten	In den Unterlagen der Mitarbeiter ggf. laminiert am Reinigungswagen, bei noch neuen Mitarbeitern
Einheitliche Ausstattung der Reinigungswagen. So können sich z. B. an den Reinigungswagen laminierte Merkblätter zur schnellen Einsicht befinden, praktisch für noch nicht so versierte Aushilfen	In den Unterlagen der Mitarbeiter ggf. laminiert am Reinigungswagen, bei noch neuen Mitarbeitern
Pläne zur Personalnotorganisation, wenn z. B. Reinigungskraft und Objektleiter erkrankt sind	In den Unterlagen der Mitarbeiter ggf. laminiert am Reinigungswagen
Festgelegte Prozedere (auch Beschwerdemanagement), zum Erfahrungsaustausch mit den Abteilungen	In den Unterlagen der Mitarbeiter ggf. laminiert am Reinigungswagen

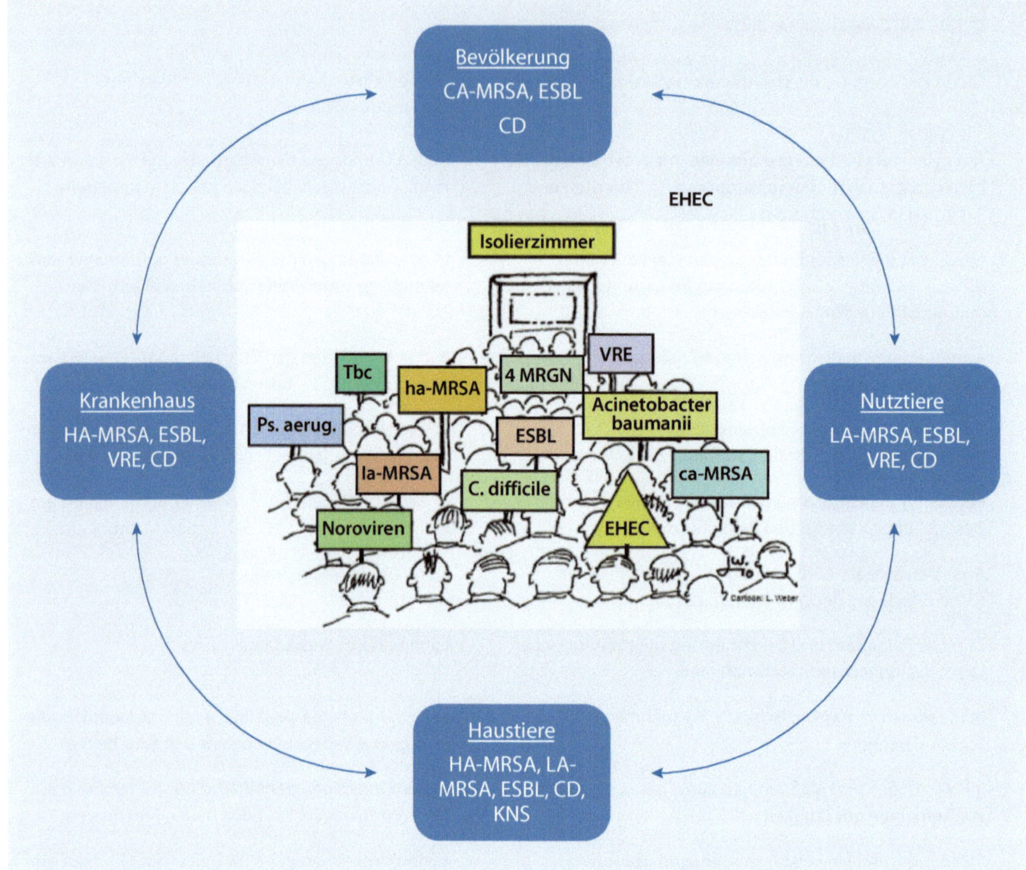

Abb. 4.2 Übertragung von multiresistenten Erregern (MRE) zwischen Mensch und Tier. (Adaptiert nach Deutscher Bundestag 2014)

Bundesgesundheitsminister Hermann Gröhe fasst wie folgt zusammen:

> Wir müssen Gesundheit mehr denn je global denken – denn Krankheiten machen nicht an Staatsgrenzen halt. Nur in gemeinsamen internationalen Anstrengungen werden wir die Menschen auch in Deutschland wirksam vor multiresistenten Keimen und grenzüberschreitenden Epidemien schützen können.

Im *Bericht der Bunderegierung über nosokomiale Infektionen und Erreger mit speziellen Resistenzen und Multiresistenzen* wurde bereits im Jahresbericht 2014 die Gesamtthematik – globaler Zusammenhang zwischen grenzüberschreitenden Krankheitserregern, Übertragungen zwischen Mensch zu Tier und Tier zu Mensch in einer sehr anschaulichen Abbildung zusammengefasst (Abb. 4.2).

4.4.1 Relevanz für den Reinigungsdienst

Was hat das mit dem Reinigungsdienst in deutschen Krankenhäusern zu tun?

Im Zusammenhang mit dem oben genannten G7-Gipfel wurde auch ein *10-Punkte-Plan zur Bekämpfung resistenter Erreger* verabschiedet. Dieser Plan muss noch in den einzelnen Bundesländern mit den zuständigen Gremien und mit den Krankenkassen u. a. diskutiert werden.

2015 äußerte der Gesundheitsminister Hermann Gröhe in einer Rede zum Krankenhausstrukturgesetz im Bundestag sehr persönliche Worte:

> Etwas anderes ist mir ganz wichtig, wenn wir über Qualität reden: Die Sicherstellung, die Förderung der Krankenhaushygiene. Es ist besorgniserregend, wenn Menschen zuallererst die Frage stellen: »Hole ich mir eine neue Krankheit«? und nicht die Frage haben »Werde ich dort optimal versorgt«? Diese Worte zeigen deutlich, welchen Stellenwert in Zukunft der Qualität der Hygiene bzw. der Infektionsprävention zugesprochen wird.

Im Folgenden wird der Inhalt der Punkte, die in Relevanz zum Reinigungsdienst stehen, erläutert.

Ausbreitung multiresistenter Erreger verhindern

> Alle Krankenhäuser sind verpflichtet, Risikopatienten bei Aufnahme ins Krankenhaus auf multiresistente Erreger zu untersuchen und bis zum Ausschluss einer Besiedelung zu isolieren.

Hier muss der Reinigungsdienst mit den unterschiedlichen Isolierungsmaßnahmen und den zu verwendenden Flächendesinfektionsmitteln vertraut sein.

Hygienestandards in allen Einrichtungen weiter ausbauen

- Eine wichtige Voraussetzung der Umsetzung von Hygienestandards ist qualifiziertes ärztliches und pflegerisches Personal sowie Reinigungspersonal in ausreichender Zahl.
- Hier wird erstmals explizit das Reinigungspersonal genannt. Interne Reinigungsdienste und externe Reinigungsdienstleister sind somit im Fokus und müssen mit der Erfordernis eines verschärften Qualitätsnachweises rechnen (Abb. 4.3).

Bessere Informationen zur Hygienequalität in Krankenhäusern

Der Bericht der Bundesregierung über nosokomiale Infektionen und Erreger mit speziellen Resistenzen und Multiresistenzen 2014 besagt, dass bei einer Umfrage die Länder Gelegenheit hatten, Optimierungsbedarf aus der Sicht der Gesundheitsämter darzustellen.

Unter »Personalausstattung der Krankenhäuser« steht mangelnde Qualität der Reinigungsleistungen durch externe Reinigungsfirmen!

> Patienten müssen sich ein objektives Bild von der Hygienequalität im jeweiligen Krankenhaus machen können. Deshalb sollen die Krankenhäuser verpflichtet werden, ihre Qualitätsberichte durch einen Zusatzteil mit verständlichen Patienteninformationen zu den Hygienestandards im Krankenhaus zu ergänzen. Das schafft Transparenz und trägt zur Qualitätssicherung bei.

Einer der wenigen Aspekte im Krankenhaus, bei dem die Patienten der Ansicht sind, sie hätten Fachkompetenz, ist die Reinigung – das »Put-

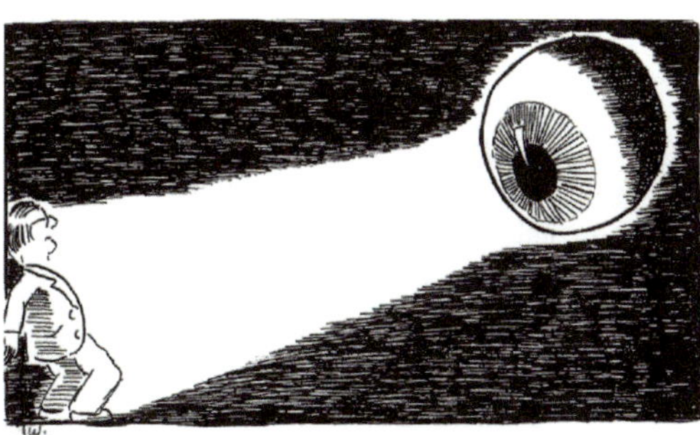

Abb. 4.3 Reinigungsdienste stehen in Zukunft immer stärker unter Beobachtung

zen«. In den meisten Fällen wird jedoch das häusliche »Putzen« mit dem »Putzen« im Krankenhaus analog gesehen. Hier entstehen nicht selten Missverständnisse.

Der Reinigungsdienst sollte mit in den Qualitätsbericht des Krankenhauses aufgenommen sowie eine regelmäßige Schulung des Reinigungsdienstes etabliert und im Bericht benannt werden.

Hier ist nicht auszuschließen, dass z. B. das Krankenhaus vom Reinigungsdienst einen Expertisenachweis von Schulungen – speziell für Tätigkeiten im Krankenhaus und Pflegeeinrichtungen – haben möchte. Mit diesem Zertifikat könnte dann, zusammen mit anderen Qualitätsbescheinigungen, auf der Internetseite des Krankenhauses und der Pflegeeinrichtung mit dem Reinigungsdienst geworben werden.

- **Krankenhausstrukturgesetz (auch für den Reinigungsdienst interessant)**

Aspekte aus dem 10-Punkte-Plan des G7-Gipfels fließen in das Krankenhausstrukturgesetz ein.

Die Bund-Länder-Arbeitsgruppe zur Krankenhausreform hat sich auf zusätzliche Maßnahmen verständigt, um die Versorgung der Patienten im Krankenhaus weiter zu verbessern. Am 01.01.2016 trat das Krankenhausstrukturgesetz in Kraft. Der Gemeinsame Bundesausschuss (G-BA) hat bis 31.12.2016 Zeit, entsprechende Qualitätskriterien zu definieren.

- **Anreize für Krankenhäuser, besonders gute Leistungen zu bringen**

» Zu- und Abschläge sollen Krankenhäusern finanzielle Anreize geben, dauerhaft gute Leistungen zu erbringen. Das Prinzip: Erbringt ein Haus Leistungen von hoher Qualität oder nimmt es besondere Aufgaben wahr, so erhält es dafür einen Zuschlag. Qualitätsmängel müssen zum Schutz der Patientinnen und Patienten schnellstmöglich beseitigt werden. Tritt innerhalb eines Jahres keine Besserung ein, werden Mittel gekürzt.

Es wird nach dem Prinzip »Pay for Performance« gehandelt. Geld für nachhaltige Qualität.

Hier wird auch die Qualität des Reinigungsdienstes ein wichtiger Aspekt sein.

- **Informationen für Patientinnen und Patienten über die Versorgungsqualität eines Krankenhauses**

» Patientinnen und Patienten brauchen verständliche Informationen, um sich ein Bild über die Versorgungsqualität im Krankenhaus zu machen. Besonders wichtige Informationen des Qualitätsberichtes der Krankenhäuser werden deshalb künftig in einem besonderen Berichtsteil zusammengefasst: Patientinnen und Patienten finden hier insbesondere Angaben zur Patientensicherheit in übersichtlicher Form und verständlicher Sprache. Die Qualitätsberichte müssen künftig von den Krankenhäusern auch auf ihren eigenen Internetseiten veröffentlicht werden.

Da die Krankenhaushygiene eine wichtige Rolle in der Patientensicherheit spielt, kommt ihr zum einen ein erhebliches Gewicht zu, zum anderen sind Indikatoren, die zur Qualitätsbeurteilung notwendig sind, seit Längerem in der Krankenhaushygiene bereits im Einsatz. Es handelt sich hierbei um die zahlreichen KISS-Systeme (Krankenhaus-Infektions-Surveillance-System) die seit 1996 Anwendung finden. Anfang 2014 nahmen 1403 Krankenhäuser an einem oder mehreren KISS-Modulen teil.

Die Erfahrungen belegen, dass die Teilnahme an KISS-Programmen zur Senkung von nosokomialen Infektionen in den teilnehmenden Krankenhäusern führte (Robert Koch-Institut – RKI 2008).

Mit diesen Systemen kann die Mitarbeit der Beschäftigten im Krankenhaus im Sektor Krankenhaushygiene gemessen werden, beispielsweise das Hand-KISS:

Je mehr Verbrauch von Händedesinfektionsmittel in einem Krankenhaus – also häufige Händedesinfektionen (in Begleitung mit Schulungen) in allen Abteilungen – desto weniger Infektionen.

» Die sehr positive Entwicklung in Bezug auf die Durchführung der Surveillance und die Nutzung der Daten für das interne Qualitätsmanagement ist ein kontinuierlicher Prozess seit Inkrafttreten des Infektionsschutzgesetzes 2001.

In einem Entwurf zum Krankenhausstrukturgesetz zur Reform der Strukturen der Krankenhausversorgung, Artikel 6 Änderungen des V. Buches Sozialgesetzbuch steht:

» Der Gemeinsame Bundesausschuss legt in seinen Richtlinien nach § 136 Absatz 1 geeignete Maßnahmen zur Sicherung der Hygiene in der Versorgung fest und bestimmt insbesondere für die einrichtungsübergreifende Qualitätssicherung der Krankenhäuser Indikatoren zur Beurteilung der Hygienequalität. Er hat die Festlegungen nach Satz 1 erstmalig bis zum 31. Dezember 2016 zu beschließen. Der Gemeinsame Bundesausschuss berücksichtigt bei der Festlegung etablierte Verfahren zur Erfassung, Auswertung und Rückkopplung nosokomialer Infektionen (…). Der Gemeinsame Bundesausschuss soll ihm bereits zugängliche Erkenntnisse zum Stand der Hygiene in den Krankenhäusern unverzüglich in die Qualitätsberichte aufnehmen sowie zusätzliche Anforderungen (…) zur Verbesserung der Information über die Hygiene stellen.

Tab. 4.5 Forderungen des Krankenhausstrukturgesetzes, um Reinigungsdienste fit für die Zukunft zu machen

Forderungen – Krankenhausstrukturgesetz	Reinigungsdienste – fit für die Zukunft
Krankenhauswebsite mit Qualitätsberichten. Das Krankenhaus möchte evtl. auch mit dem Reinigungsdienst werben (aus der Erfahrung häufiger Patientenbeschwerden über Reinigungsdienste).	Überprüfung des eigenen QM-Systems ggf. Neuorganisation – bevor dies verlangt wird! Erarbeiten einer realistischen, eigenen Website. Vorschlag an die Krankenhausleitung: Link zur eigenen Website des Reinigungsdienstes; Ausarbeitung gerne in Kooperation mit der Krankenhausleitung. Vorstellen des Reinigungsdienstes mit Foto des Teams, realistische Kurzbeschreibung der täglichen Arbeit; Hygiene ganz besonders hervorheben – häufige Hygieneschulungen.
Patienten beobachten den Reinigungsdienst. Der Patient fühlt sich kompetent, eine Reinigung beurteilen zu können.	Auf der Website des Reinigungsdienstes den Patienten die Möglichkeit geben, sich zu beschweren und Verbesserungsvorschläge zu machen.
Patienten wollen und sollen über die korrekte Händehygiene informiert werden, um so einen eigenen Beitrag zur Infektionsprophylaxe leisten.	Der Reinigungsdienst wird vom Patienten beobachtet und sollte sich in der korrekten Händehygiene keine Blöße geben. Einen eigenen, kleinen Flyer entwickeln (in Kooperation mit dem Krankenhaus). Jedes Krankenhaus wird bei der Aufnahme einige Flyer an die Patienten verteilen, z. B. Flyer über Leistungen des Krankenhauses, über Betreuungsservice wie Grüne Damen etc. Hier könnte auch ein »Reinigungs-Flyer« mit verteilt werden. Erhält der Patient mehrere Flyer bei der Aufnahme in ein Krankenhaus, sollten die Flyer abgestimmt sein, ein einheitliches Bild abgeben.

Vielleicht gibt es in Zukunft ein KISS-Programm für Reinigungsdienste? Diese Aussage lässt stark vermuten, dass versucht wird, die KISS-Module zumindest teilweise, in modifizierter Form als praktisches Beispiel für »Pay for Performance« in die Qualitätskontrolle einfließen zu lassen.

> **Die Statements des Gesundheitsministers in Verbindung mit der erstmaligen Nennung des Reinigungsdienstes sowie die zukünftige Qualitätskontrolle im Krankenhausstrukturgesetz sollten jedem Reinigungsdienst Ansporn sein, sich einer Selbstkritik zu stellen. Alle Reinigungsdienste sollten ihr Arbeitsgerät überprüfen, ihre Arbeitsabläufe überdenken, ihr Qualitätsmanagement und die Dokumentation aktualisieren, sich von extern begehen und wenn möglich schulen lassen – und dies in der Krankenhausleitung bekannt geben (Tab. 4.5).**

Literatur

Bundesministerium für Gesundheit (2015) 10-Punkte-Plan zur Bekämpfung resistenter Keime. [http://www.bmg.bund.de/ministerium/meldungen/2015/10-punkte-plan-zu-antibiotika-resistenzen.html]

Deutscher Bundestag (2014) Bericht der Bundesregierung über nosokomiale Infektionen und Erreger mit speziellen Resistenzen und Multiresistenzen. Deutscher Bundestag, Drucksache 18/3600; 2014 [http://dip21.bundestag.de/dip21/btd/18/036/1803600.pdf]

Deutscher Bundestag (2015) Entwurf eines Gesetzes zur Reform der Strukturen der Krankenhausversorgung, Artikel 6.) Drucksache 18/5372; 30.06.2015

Dienstleistungen in der Gesundheitsversorgung – Qualitätsmanagementsysteme – Anforderungen nach EN ISO 9001: 2008; deutsche Fassung EN 15224: Dezember 2012

Gesetzliche Krankenversicherungen – viertes Kapitel, Beziehungen der Krankenkassen zu den Leistungserbringern § 69–140h, neunter Abschnitt, Sicherung der Qualität der Leistungserbringung § 135–139c; Fünftes Buch der Sozialgesetzgebung. Gesetzesstand Januar.2013

Krankenhausstrukturgesetz – KHSG. [www.bmg.bund.de/ministerium/meldungen/2015/khsg-bundeskabinett.html]

KRINKO: Anforderung an die Hygiene bei der Reinigung und Desinfektion von Flächen. Bundesgesundheitsblatt 2004

Linstädt J; TÜV Süd Management GmbH (2015) Das Gesundheitsspezifische QM-System. [https://www.tuev-sued.de/uploads/images/1440426324788743210790/20150824-das-gesundheitsspezifische-qm-system-tuev-sued.pdf]

Lutz M (2010) 7.16 Qualitätsmanagement Reinigungs- und Hygienetechnik, Bd 3, 29. Erg.-Lfg. 2/10. ecomed Sicherheit, Heidelberg

Robert Koch-Institut – RKI (2008) RKI Epidemiologisches Bulletin 45

Tätigkeit und Arbeitsgeräte des Reinigungsdienstes

L.C. Weber

L.C. Weber, *Reinigungsdienste und Hygiene in Krankenhäusern und Pflegeeinrichtungen*,
DOI 10.1007/978-3-662-52723-8_5, © Springer-Verlag Berlin Heidelberg 2016

5.1 Arbeitsschutzkleidung

5.1.1 Arbeitsschutz und Image

Ein sauberes, einheitliches Erscheinungsbild in der Berufskleidung mit rutschfesten Schuhen ist als selbstverständlich vorauszusetzen. Gedankenlosigkeit, z. B. den Mopphalter in der Mopppresse zu transportieren, wird von den Patienten wahrgenommen und ist nicht gut für das Image von Krankenhaus und Pflegeeinrichtung (▪ Abb. 5.1). Die Mopphalter sind in Halterungen am Wagen zu platzieren (▪ Abb. 5.2).

Zum korrekten Erscheinungsbild gehört auch, dass das Reinigungspersonal keinen Arm- und Fingerschmuck trägt und eine Händedesinfektion vor Verlassen des Patientenzimmers durchführt. Es schadet auf keinen Fall, wenn diese Händedesinfektion vom Patienten beobachtet wird.

» Bei Tätigkeiten, die eine hygienische Händedesinfektion erfordern dürfen an Händen und Unterarmen keine Schmuckstücke, Ringe, einschließlich Eheringe, Armbanduhren, Piercings, künstliche Fingernägel, sogenannte Freundschaftsbänder getragen werden. Fingernägel sind kurz und rund geschnitten zu tragen und sollen die Fingerkuppen nicht überragen. (TRBA 250)

» Hinweis: Lackierte Fingernägel können den Erfolg einer Händedesinfektion gefährden … (TRBA 250)

Was Nagelkosmetik, d. h. Nagellack und -gel sowie künstliche Fingernägel betrifft, haben sich das Reinigungsunternehmen extern sowie der interne Reinigungsdienst am Hygieneplan des Krankenhauses oder Pflegeheimes zu orientieren. In vielen medizinischen Einrichtungen ist die Nagelkosmetik untersagt (KRINKO 2015; TRBA 250).

5.2 Personalschutz (Stichverletzungen)

Eine Studie der Universitätsklinik Freiburg (Pietsch 2006) zeigte, dass der Reinigungsdienst bei Nadelstichverletzungen mit an der Spitze, an 5. Stelle, lag (▪ Abb. 5.3)!

Wenn Krankenhäuser und Pflegeeinrichtungen mit Fremdfirmen (externen Reinigungsdiensten) zusammenarbeiten, haben beide laut TRBA 250 auf dem Gebiet der Sicherheit und der Gesundheitsschutzbestimmungen für die Mitarbeiter des Reinigungsdienstes zusammenzuarbeiten. Das betrifft auch Schutzimpfungen gegen Kanülenstichverletzungen.

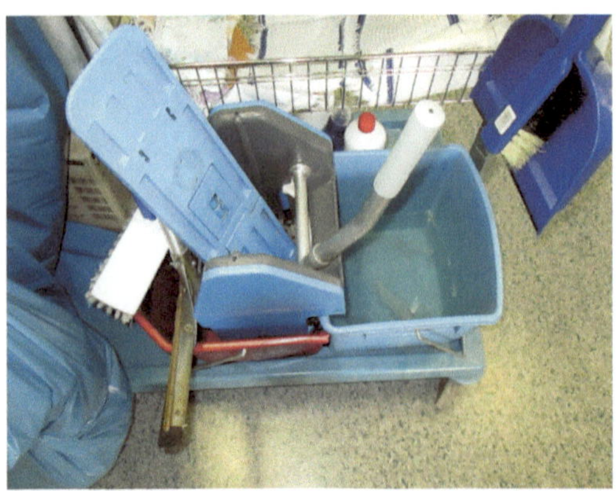

▪ **Abb. 5.1** Transport von Reinigungsutensilien

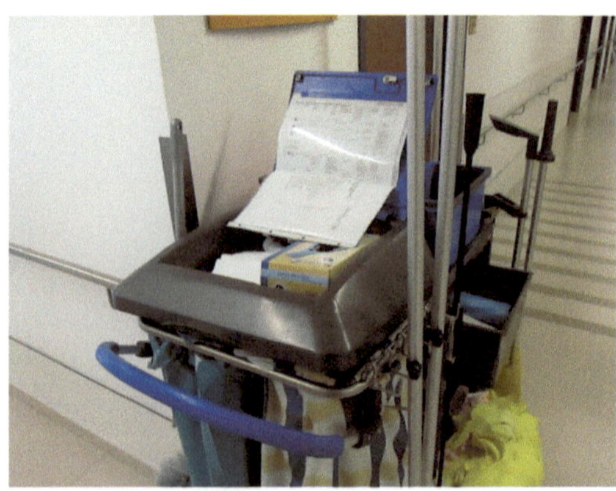

▪ **Abb. 5.2** Mopphalter sind in Halterungen am Wagen fixiert – korrekt

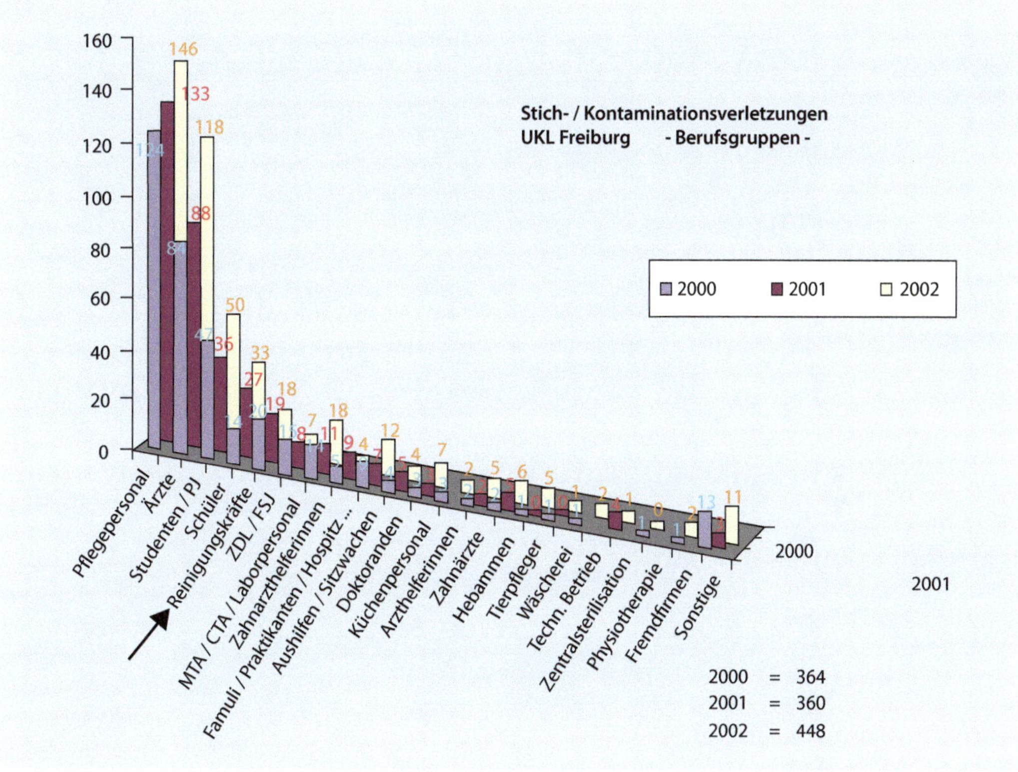

Abb. 5.3 Stich- und Kontaminationsverletzungen. (Bildrechte liegen bei Dr. J. Pietsch, UKL Freiburg)

5.2.1 Untersuchungen gemäß Arbeitsmedizinische Vorsorge (TRBA 250)

- Der Arbeitgeber hat bei gezielten und nicht gezielten Tätigkeiten mit biologischen Arbeitsstoffen eine Pflichtvorsorge, insbesondere bei gefährdendenen Tätigkeiten, zu veranlassen. Der Arbeitgeber hat weiterhin auf Wunsch des Beschäftigten eine regelmäßige arbeitsmedizinische Vorsorge zu ermöglichen.
- Der Arbeitgeber hat dem Mitarbeiter auch Angebotsuntersuchungen anzubieten. Das Ausschlagen des Angebotes entbindet den Arbeitsgeber nicht von der Verpflichtung, die Untersuchung weiterhin regelmäßig anzubieten.

Nicht selten erleiden Reinigungskräfte Kanülenstichverletzungen beim Abtransport von Abfallsäcken, in denen Kanülenabwurfboxen entsorgt wurden. Diese sind z. T. überfüllt oder/und nicht korrekt verschlossen. Es ist nicht Aufgabe des Reinigungsdienstes, die Kanülenabwurfboxen korrekt zu verschließen oder offene zu entsorgen.

In Krankenhäusern und Pflegeheimen fallen große Mengen Müll an. Die Säcke sind entsprechend schwer und die Reinigungskräfte ziehen manchmal die Abfallsäcke hinter sich her über den Fußboden. Zum Teil auch treppab. Hierbei können sich überfüllte und nicht korrekt geschlossene Kanülenabwurfbehälter öffnen und Infusionsflaschen aus Glas zerbrechen. Um die Abfallsäcke in den Container zu wuchten, werden oft beide Hände benutzt, und der Abfallsack kommt in gefährliche Nähe des Körpers.

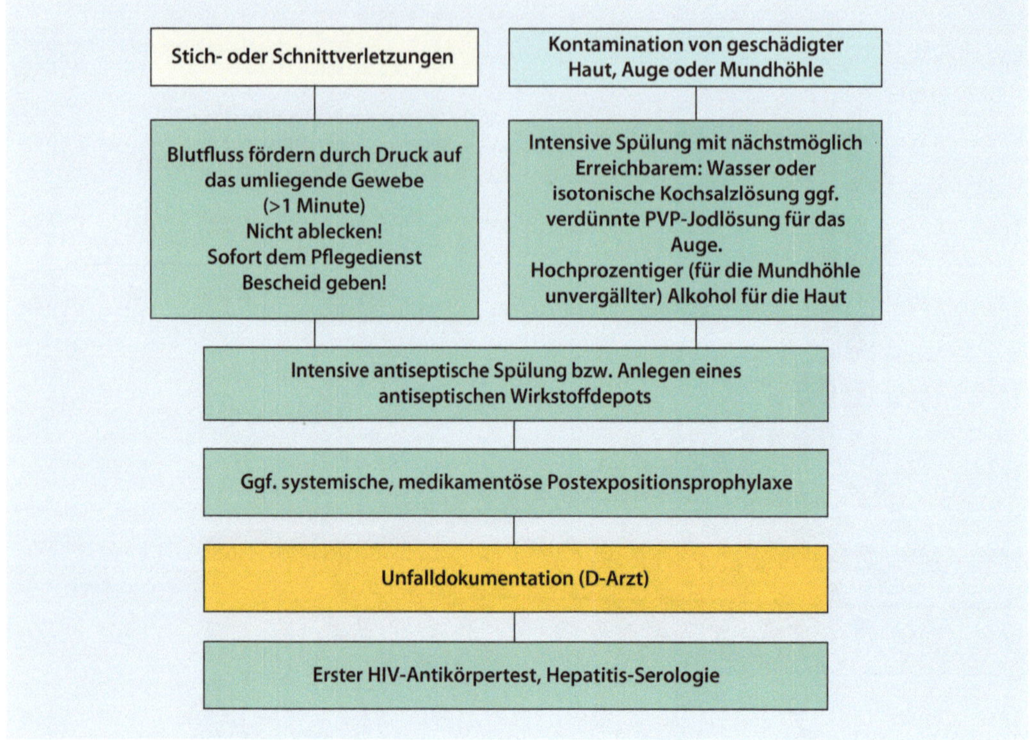

Abb. 5.4 Verfahrensanweisung bei Stichverletzungen. (Adaptiert nach RKI 12/2004)

Abfallsäcke der Stationen und Abteilungen sollten vom Reinigungsdienst an bestimmten Stellen gesammelt und mit einem Wagen mit tiefer Ladefläche zu einem zentralen Sammelplatz gebracht werden. Hierzu können robuste, stichfeste »Schnittschutz-Handschuhe« aus Aramidfaser (Kevlar) angezogen werden.

Bei Kanülenstichverletzungen des Reinigungspersonals ist eine einfache, schnell zu überblickende Orientierungshilfe in Form einer Verfahrensanweisung hilfreich. Diese Verfahrensanweisung kann laminiert am Reinigungswagen platziert werden. Im Verletzungsfall, wenn der Mitarbeiter Angst hat bzw. situationsbedingt zu panischen Reaktionen neigt, gibt die Anweisung Sicherheit, und es wird kein Schritt der Tabellenreihenfolge vergessen (Abb. 5.4).

Im Folgenden werden Situationen gezeigt und beschrieben, die es schwer machen zu glauben, dass dies die Praxis von Reinigungsunternehmen ist, trotz Qualitätsmanagement und Zertifikat. Aus diesem Grund wird zum einen zahlreiches Bildmaterial aus der Praxis verwendet. Zum anderen sind durch das Bildmaterial Arbeitsabläufe und Produkte besser zu verstehen.

Es ist festzuhalten, dass es auch gute Reinigungsdienste gibt.

5.3 Reinigungs- und Desinfektionspläne für den Reinigungsdienst

Krankenhäuser müssen im Hygieneplan u. a. festlegen, wann, wo und wie in der Einrichtung gereinigt und wischdesinfiziert wird. Bei der Erstellung von Hygieneplänen sind die Vorschriften der Arbeitsschutzregelungen zu berücksichtigen.

Firmenname		Objektplan		Krankenhaus
Was	Wann	Womit	Dosierung	wie
Toilette	Mo, Di, Mi, Do, Fr, Sa, So	Reinigungsmittel Name	Herstellerangaben	Toilettenbürste und Tuch
Waschbecken	Mo, Di, Mi, Do, Fr, Sa, So	Reinigungsmittel Name	Sprayflasche	Reinigungstuch
Spiegel	Mo, Di, Mi, Do, Fr, Sa, So	Reinigungsmittel Name	Sprayflasche	Reinigungstuch
Inventar Patientenzimmer	Mo, Di, Mi, Do, Fr, Sa, So	Reinigungsmittel	Sprayflasche	Reinigungstuch
Fußboden	Mo, Di, Mi, Do, Fr, Sa, So	Reinigungsmittel Putzeimer	Herstellerangaben	Mopp

Abb. 5.5 Auszug aus einem Reinigungsplan einer Firma

Desinfektionsmittelhersteller bieten als Serviceleistung die Erstellung von Desinfektionsmittelplänen an. Krankenhäuser nehmen diese Serviceleistung gerne an, da die Desinfektionsmittel ohnehin von diesem Hersteller bezogen werden. Dies ist nicht zu empfehlen, aber bequem für die Krankenhäuser und gut für den Umsatz des Desinfektionsmittelherstellers. Die Desinfektionspläne zeigen in der Regel, dass immer alles desinfiziert wird. Aus der Sicht des Desinfektionsmittelherstellers ist dieses Vorgehen legitim. Aus der Sicht der Krankenhäuser kann dieses Vorgehen kostspielig sein.

Beispiel

Bei einer Begehung begleitete ich eine Reinigungskraft, die erst seit wenigen Tagen in Reinigungsdienst arbeitete. Sie ging in ein Patientenzimmer, dort in das Patientenbad und zielstrebig zur Toilette. Hier reinigte sie zuerst die Toilette (mit Einmalhandschuhen), danach das Waschbecken und die Fliesen des Waschplatzes. Anschließend wollte sie in das Patientenzimmer gehen (mit den gleichen Einmalhandschuhen) und dort ihre Arbeit fortsetzen. Auf meine Frage hin, warum sie mit der Toilette begonnen hatte und nach den Patientenbadezimmer keinen Handschuhwechsel vorgenommen hatte, zeigte sie mir einen Reinigungsplan, den eine Firma erstellt hatte, von der das Krankenhaus die Reinigungsmittel und die Wagen gekauft hatte. Der Plan zeigte gleich zu Anfang mit einem Piktogramm die Toilette (Abb. 5.5). Die Firma hatte den Plan erstellt und an den Reinigungsdienst verteilt. Der Plan wurde auf den Deckeln der Halterung der Abwurfsäcke positioniert. Die Hygieneabteilung war darüber nicht informiert. Der Plan enthält lediglich den Hygieneaspekte wie Handschuhe tragen, jedoch keinen Hinweis auf Handschuhwechsel und Händedesinfektion.

Desinfektionspläne müssen von der Hygienefachkraft erstellt werden. Reinigungspläne können vom Reinigungsdienst ausgearbeitet werden, sind aber zwingend von der Hygienefachkraft zu prüfen. Hier ist ebenso wie bei der Desinfektion die Reihenfolge der Reinigung wichtig.

Wenn Reinigungs- und Desinfektionsplan separat erstellt werden, ist dies entsprechend im Kopf der Pläne als nur Reinigungs- oder nur Desinfektionsplan klar zu vermerken. Die Kombination als Reinigungs- und Desinfektionsplan kann sich als schwierig gestalten, da auf den Reinigungsplänen der Reinigungsdienste noch weitere Informationen vermerkt sind, wie die genaue Bezeichnung des Reinigungsmittels, nur Sichtreinigung, an welchen Wochentagen was gereinigt wird, Hinweise für Gefahrstoffe (◘ Abb. 5.5).

> **Es ist aus infektiologischer Sicht nicht notwendig, dass immer alles desinfiziert wird. In vielen Bereichen ist eine Reinigung ausreichend.**

Hier kommt es auf eine genaue Absprache mit der Hygieneabteilung bzw. der Hygienefachkraft an bzw. ist im Hygieneplan festgelegt. Eine Wischdesinfektion von Flächen sollte gezielt nur bei sichtbarer Kontamination von Körperflüssigkeiten sowie Ausscheidungen und routinemäßig in Bereichen vorgenommen werden, in denen immunsupprimierte Patienten liegen oder bestimmte Kontaktflächen einem ständigen Patientenwechsel unterliegen (◘ Abb. 5.6).

In der Literatur der Reinigungsdienste wird eine enge Zusammenarbeit mit der Abteilung Klinikhygiene bzw. mit hygienebeauftragten Personen empfohlen. Reinigungsdienste sollten sich mit dem aktuellen Hygieneplan vertraut machen und regelmäßig Schulungen durch das Hygienefachpersonal durchführen lassen.

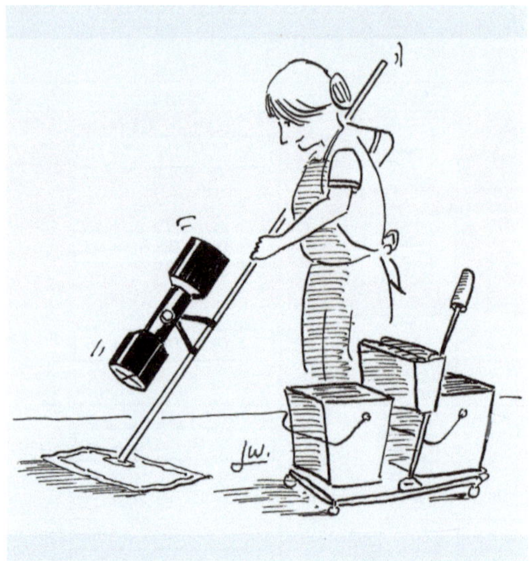

◘ **Abb. 5.6** Wenn Desinfektion – dann gezielt

5.3.1 Manuelle Reinigung und Desinfektion des Fußbodens

Im Gegensatz zu anderen europäischen Ländern wird in Deutschland mit über 400 (!) Produkten immer noch viel zu viel Flächendesinfektionsmittel verwendet. In vielen Ländern Europas, z. B. in Skandinavien mit sehr guter Patientenversorgung, kommt dagegen nur ein Bruchteil dessen zum Einsatz. Der Einsatz von Chemie, d. h. Desinfektionsmitteln, ist untrennbar mit dem Thema Umweltbelastung verbunden (Marget 2002).

Die TRBA, TRGS, GefStoffV u. a. legen fest, nach welchen Kriterien die Reinigungsdienste arbeiten müssen bzw. wie welche Reinigungs- und Desinfektionsmittel einzusetzen sind.

Bei allen routinemäßigen Desinfektionsmaßnahmen kann eine Fläche wieder benutzt werden, sobald sie sichtbar trocken ist (KRINKO 2004).

Desinfektionsarbeiten sind nur durchzuführen, wenn eine Notwendigkeit besteht. Bisher wurde nicht wissenschaftlich belegt, dass z. B. Flächendesinfektionen des Fußbodens – routinemäßig vorgenommen – zu einer Reduktion von nosokomialen Infektionen führen.

Daschner et al. (1980) ließen in der Universität Freiburg den Fußboden einer Intensivstation 6 Monate täglich nur reinigen und 6 Monate täglich wischdesinfizieren. Die Infektionsrate beider Zeiträume war identisch (◘ Tab. 5.1). Dettenkofer et al. (2004) kamen zu dem gleichen Ergebnis.

Tab. 5.1 Fußbodendesinfektion und nosokomiale Infektionen. (Adaptiert nach Daschner et al. 1980)

Basisdaten	Fußbodenbearbeitung 6 Monate mit Desinfektionsmittel	Fußbodenbearbeitung 6 Monate ohne Desinfektionsmittel
Patienten	475	464
Nosokomiale Infektion (n)	74	72
Nosokomiale Infektion (%)	**15,6**	**15,5**
Durchschnittliche Liegedauer (Tage)	24,7	22,3
Durchschnittliches Lebensalter (Jahre)	50,1	42,2

> **Es gibt derzeit in der internationalen Literatur keine Publikation, die nachweisen könnte, dass eine nosokomiale Infektion per se vom Fußboden ausging.**

Flächendesinfektionen des Fußbodens sind wirksam und reduzieren die Keimzahlen um ca. 80–99%. Die Keimzahl steigt jedoch, und innerhalb weniger Stunden, ist der Ausgangswert wieder erreicht. Desinfektionsmaßnahmen sind nur vorzunehmen, wenn eine Notwendigkeit besteht, z. B. bei sichtbarer Kontamination des Fußbodens mit Körperflüssigkeiten (KRINKO 2004). Der Hygieneplan des Krankenhauses und der Pflegeeinrichtung ist entscheidend, was, wann wie, womit desinfiziert wird.

5.3.2 Maschinelle Reinigung und Desinfektion des Fußbodens

Große Flächen wie Fußböden werden in Krankenhäusern und Pflegeeinrichtungen mit Scheuer-Saug-Reinigungsmaschinen bearbeitet. Hierbei handelt es sich zum einen um hygienisch unbedenkliche Flächen wie z. B. Eingangsbereiche, anschließende Flure und Verkehrswege. Aber auch auf Flächen in hygienerelevanten Bereichen wie Stationsfluren, Patientenzimmern oder OP-Räumen kommen diese Maschinen zum Einsatz (Abb. 5.7).

Jeder Hygieneverantwortliche eines Krankenhauses und in einer Pflegeeinrichtung kennt die hygienerelevanten Zwischenfälle, die durch die sogenannten Nasskeime hervorgerufen werden. In zahlreichen Studien wird auf die Gefahr von nosokomialen Infektionen durch Legionellen, Pseudomonaden oder Klebsiellen hingewiesen.

Das RKI stellt fest, dass die Legionärskrankheit im Krankenhaus und anderen medizinischen Einrichtungen, besonders bei älteren Menschen

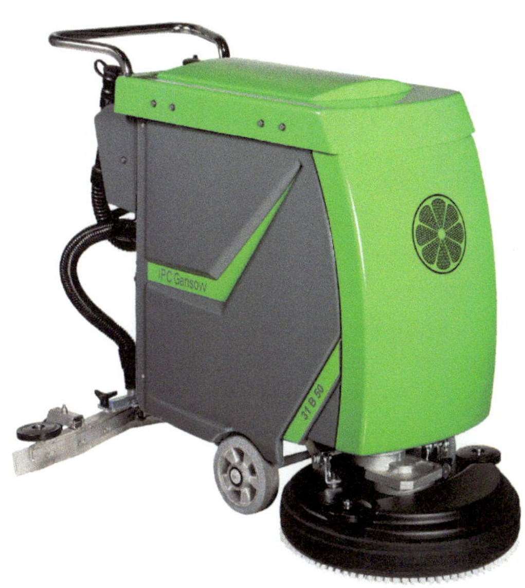

Abb. 5.7 Scheuer-Saug-Reinigungsmaschine (© Fa. IPC Gansow, mit freundlicher Genehmigung)

mit bestehenden Grunderkrankungen oder einem geschwächten Immunsystem, ein erhöhtes Infektionsrisiko darstellt (RKI 2015; Infektionsepidemiologisches Jahrbuch meldepflichtiger Krankheiten für 2014).

Eine Studie zeigte, dass bei einem Ausbruch von Klebsiellen auf einer Neonatologie-Intensivstation die Keime in einem Siphon des Personalaufenthaltsraumes des Personals und den Einfüllschächten für Waschmittel an Waschmaschinen des Reinigungsdienstes gefunden wurden. (Exner et al. 2014).

Die sogenannten Nasskeime kommen überall in unserer Umwelt vor, wo Wasser ist. So auch in Wasserleitungssystemen von Krankenhäusern. Geräte, die mit Nasskeimen kontaminiertem Wasser arbeiten, können bei mangelhafter Wartung eine Gefahr für den Patienten darstellen.

Die hygienerelevantesten Teile der Fußbodenreinigungsmaschinen sind, neben der Bürste, den Gummilippen und dem Saugfuß zum Aufsaugen der Reinigungs-/Desinfektionslösung, vor allem die Tanks für Frisch- und Schmutzwasser.

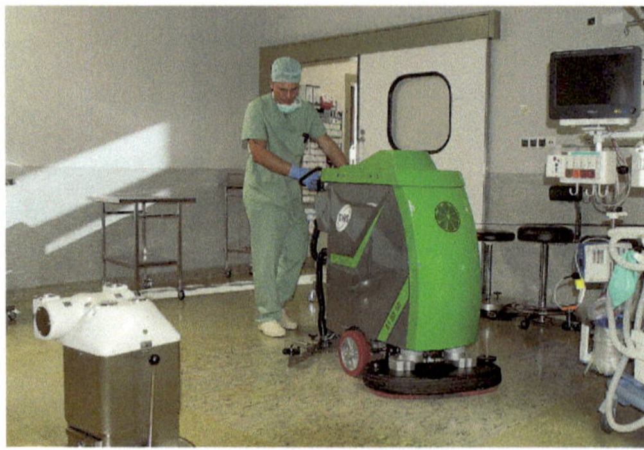

Abb. 5.8 Scheuer-Saug-Reinigungsmaschine im OP-Einsatz (© Fa. IPC Gansow, mit freundlicher Genehmigung)

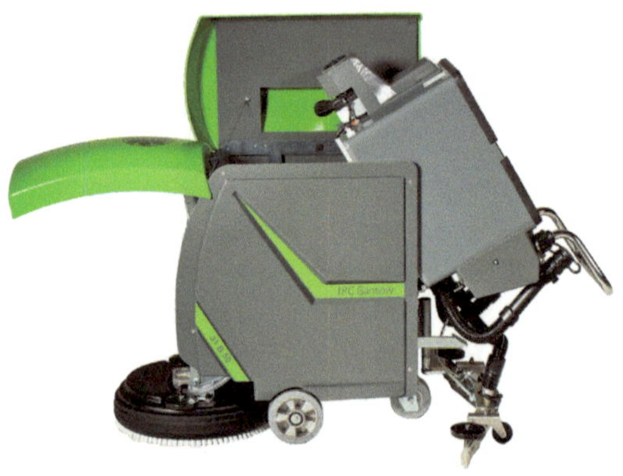

Abb. 5.9 Scheuer-Saug-Reinigungsmaschine mit gekipptem Tank zum Leeren der Tanks (© Fa. IPC Gansow, mit freundlicher Genehmigung)

Tipp

Dem Frischwassertank sollte die größte Aufmerksamkeit zukommen.

Wurde der Frischwassertank zu Beginn der Arbeit mit verkeimtem Frischwasser befüllt und verbleiben nach der Arbeit mit der Fußboden-Scheuer-Saug-Maschine Restflüssigkeiten im Tank, so finden die Nasskeime bei Raumtemperatur über Nacht ideale Wachstumsbedingungen.

Aus infektionspräventiver Sicht müssen alle Teile dieser Maschinen, die mit Wasser in Berührung kamen, arbeitstäglich aufbereitet werden.

Zur arbeitstäglichen Aufbereitung sind alle Tanks rückstandslos zu entleeren. Die Tanks sollten einsehbar sein und problemlos manuell gereinigt bzw. wischdesinfiziert werden können. Abb. 5.8, Abb. 5.9 und Abb. 5.10 zeigen ein Beispiel einer Fußboden-Scheuer-Saug-Maschine, bei der dieses Prozedere durchgeführt werden kann.

Bei der arbeitstäglichen Aufbereitung von z. B. Bürsten und Saugfuß sind die Herstellerangaben zu beachten.

5.3.3 Reinigungswagen

Der Reinigungswagen ist die »Visitenkarte« des Reinigungsdienstes. Die Industrie bietet hier eine Vielzahl unterschiedlicher Systeme und vielfäl-

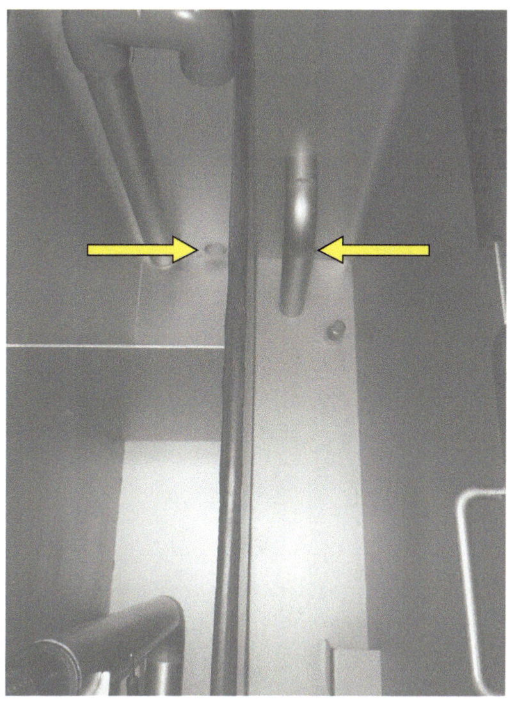

Abb. 5.10 Frisch- und Schmutzwassertank von oben zur manuellen Wischdesinfektion. Die gelben Pfeile zeigen die Öffnungen am Boden zum Entleeren der Tanks (© Fa. IPC Gansow, mit freundlicher Genehmigung)

tige Kombinationsmöglichkeiten. Zunehmend werden Reinigungswagen im Baukastensystem angeboten, die je nach Bedarf des zu reinigenden bzw. desinfizierenden Bereichs zusammengesetzt werden können.

Das Arbeiten mit dem Reinigungswagen sollte kräfteschonend und effizient sein. Die Materialien und Utensilien sollten so gelagert werden, dass ein fließendes Arbeiten gewährleistet ist. Frische, offen liegende Mopps sollten über Kniehöhe aufbewahrt werden. Unterhalb der Kniehöhe in Fußbodennähe ist die größte Staubentwicklung und Verschmutzungsgefahr gegeben.

Auch ein offenes Lagern frischer Mopps neben oder unter einer Mopppresse ist wegen der Kontaminationsgefahr durch Spritzwasser nicht zu empfehlen. Bei neueren Reinigungswagen können die Mopps in Schubladen gelagert werden. Wenn Reinigungsdienste Mopps extern aufbereiten lassen, sind die frischen Mopps in der Regel im 10er-Pack in Plastik eingeschweißt und können so bis zum Einsatz geschützt aufbewahrt werden (Abb. 5.11).

Immer wieder ist zu beobachten, dass Reinigungskräfte Lebensmittel, vor allem Getränke, im Reinigungswagen mitführen (Abb. 5.12).

Laut TRBA 250 dürfen Beschäftigte an Arbeitsplätzen, an denen die Gefahr einer Kontamination durch biologische Arbeitsstoffe besteht, keine Nahrungs- und Genussmittel zu sich nehmen und lagern.

Reinigungswagen und das Arbeiten mit Mopps werden in verschiedenen Systemen angeboten.

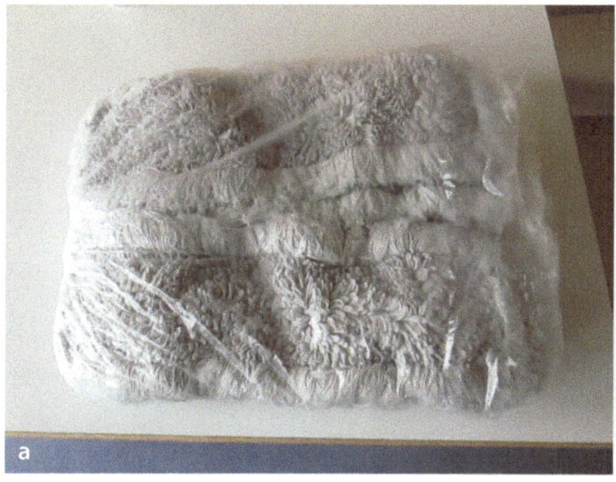

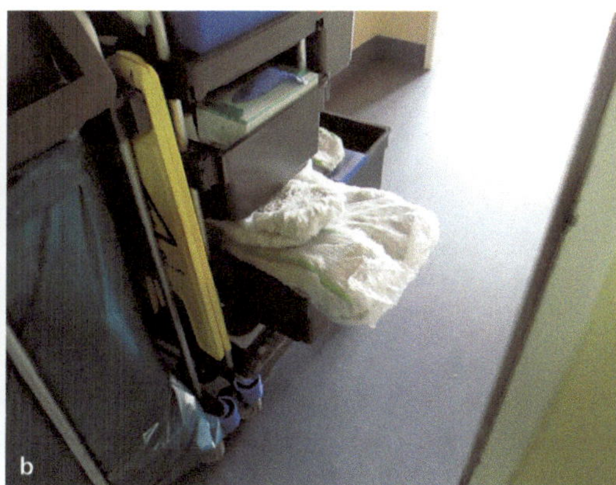

Abb. 5.11a, b 10er-Pack eingeschweißter Mopps (**a**) und Aufbewahrung im Reinigungswagen (**b**)

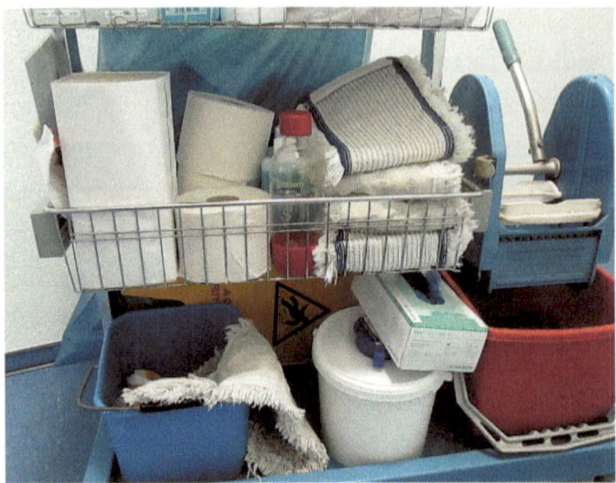

Abb. 5.12 Getränke im Reinigungswagen

Grundsätzlich lassen sich die Systeme wie folgt unterteilen.

System Nr. 1 Aufspannen der Mopps auf den Mopphalter von Hand (mit Handschuh), in Flächendesinfektionsmittel tränken und auf Arbeitsnässe herunterpressen. Oder: Den Mopp erst in Desinfektionsmittel tränken, dann auf Arbeitsnässe pressen oder abtropfen lassen und auf den Mopphalter spannen (Abb. 5.13, Abb. 5.14, Abb. 5.15). Nach der Wischdesinfektion wird der Mopp wieder von Hand vom Mopphalter entfernt und in den Wäschesack entsorgt.

System Nr. 2 Mopps befinden sich auf dem Reinigungswagen entweder in Schubladen oder in Boxen und sind mit Desinfektionslösung vorgetränkt (Abb. 5.16). Sind die Mopps in Schubladen gelagert, müssen sie von Hand auf den Mopphalter aufgespannt werden. Sind die Mopps in Boxen gelagert, kann der Mopphalter von oben in die Mopphalteschlaufen eingeführt und so der Mopp arbeitsbereit entnommen werden (Abb. 5.16). Bei einigen Systemen kann der kontaminierte, benutzte Mopp ohne Handkontakt von der Mopphalterung gelöst und in den Wäschesack abgeworfen werden.

Tipp

Mit dem System Nr. 2 lässt sich am besten ein kontaminationsarmes und damit infektionspräventives Arbeiten durchführen.

Beim Zwei-Eimer-System ist auch zu beobachten, dass frische Mopps in Reinigungs- oder Desinfektionslösung nass in den blauen Eimer gelegt werden. Benutzte Mopps werden danach in den roten Eimer gelegt. Bei ungeschultem Reinigungspersonal ist nicht auszuschließen, dass die Mopps verwechselt werden, sodass bereits kontaminierte Mopps zum Einsatz kommen (Abb. 5.13).

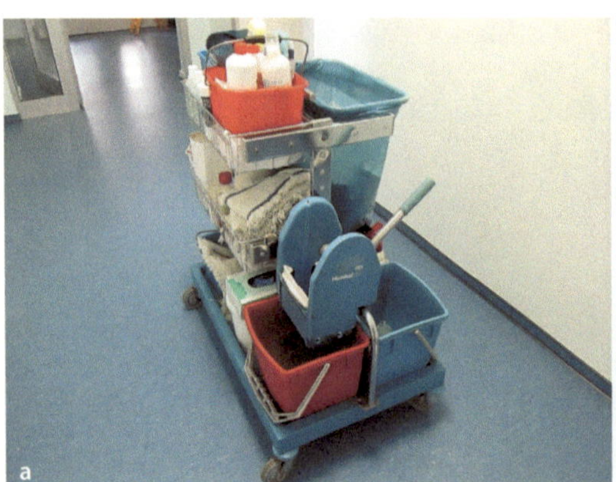

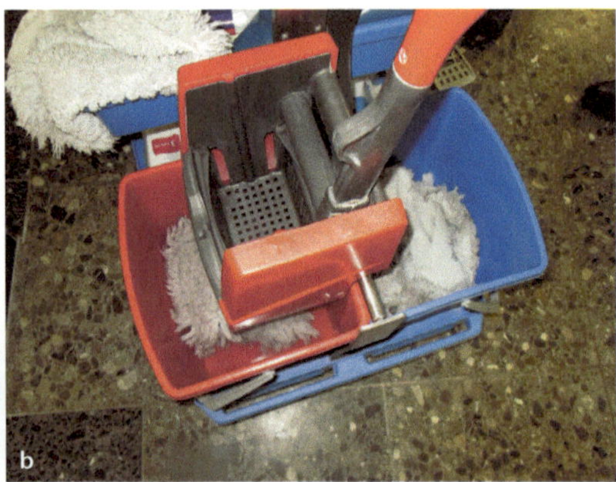

Abb. 5.13 Zwei-Eimer-System mit Mopps (**a**) auf einem Reinigungswagen (System Nr. 1). **b** Wo sind die frischen Mopps?

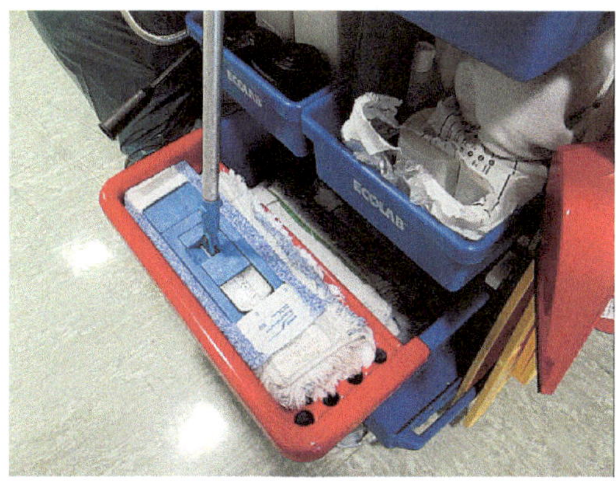

Abb. 5.14 Wagensystem mit Abtropffläche für Mopps (System Nr. 1)

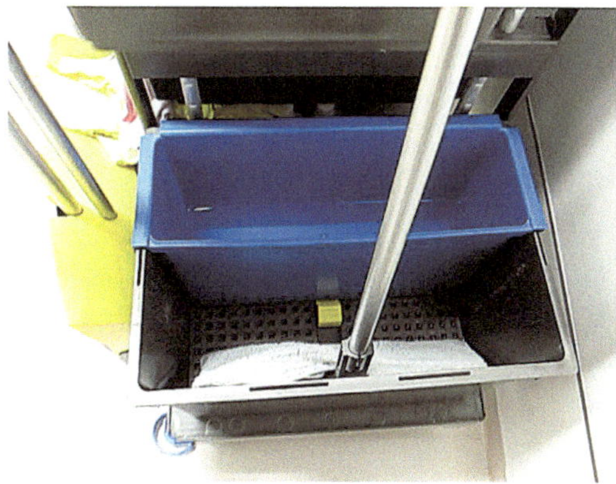

Abb. 5.15 Vorderer Eimer mit Dosierpedal, das mit dem Mopphalter (mit aufgespanntem Mopp) betätigt wird. Aus dem hinteren Eimer gelangt Reinigungs- oder Desinfektionslösung in den vorderen Eimer. Fehlerpotenzial: retrograde Kontamination, wenn der Mop auf dem Fußboden aufgespannt wurde. (System Nr. 1)

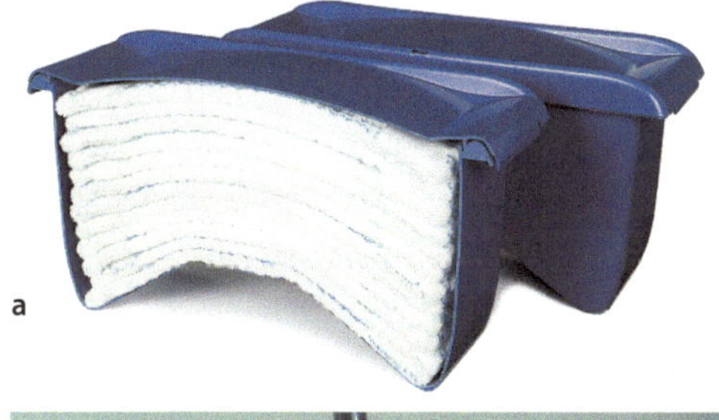

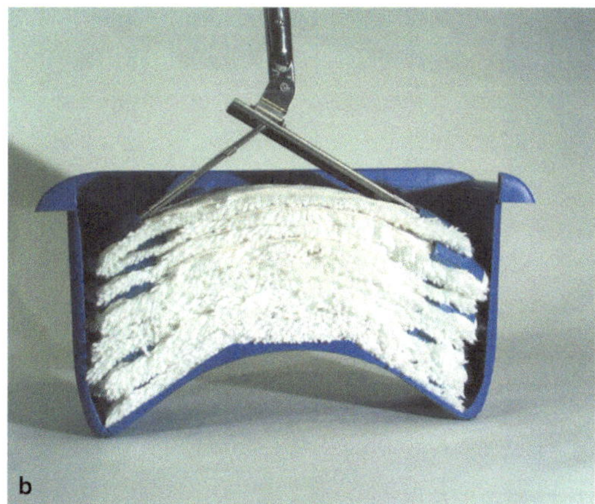

Abb. 5.16a, b Boxen mit vorgetränkten Mopps (System Nr. 2). **a** Querschnitt der Box. **b** Wölbung in der Box für leichtes Einführen des Mopphalters. (© pps Pfennig Reinigungstechnik GmbH, mit freundlicher Genehmigung)

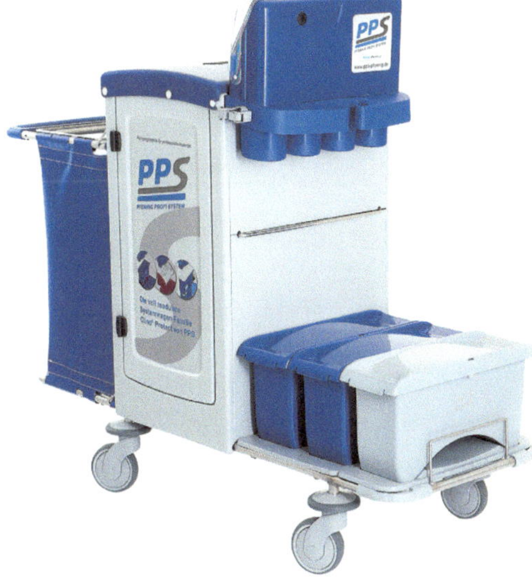

Abb. 5.17 Systemwagen mit einsatzbereiten Boxen (System Nr. 2). (© pps Pfennig Reinigungstechnik GmbH, mit freundlicher Genehmigung)

Aus infektiologischen und Imagegründen sollte das Zwei-Eimer-System nicht mehr im Beobachtungsbereich der Patienten und Besucher zum Einsatz kommen.

- **Mopp-Systeme**

Mopps in Boxen können in einem speziellen Waschverfahren unter Beimischung verschiedener Zusätze behandelt werden. Mit einer Beimischung von 0,05% Peressigsäure in den letzten Waschgang bleiben die Mopps 72 h keimfrei, was gutachterlich bestätigt ist (2000 durch Labor Dr. Böhm, München[akkreditiertes Prüflabor nach DIN EN/ISO IEC 1725]). Vor der Verwendung werden die Boxen auf den Kopf gestellt, sodass die erneute Durchfeuchtung der Mopps garantiert ist. Die Boxen können auf dem Wagen positioniert werden (Abb. 5.17).

Zur Aufbereitung der Mopps und textilen Reinigungstücher bieten verschiedene Unternehmen das erforderliche Zubehör an programmierbaren Steuerungstechniken zur Beimischung unterschiedlicher Wasch-Konservierungs-Präparations- und Waschmittel in die Waschmaschine.

Tipp

Ein System zur Fußbodenreinigung oder Desinfektion, bei der die Reinigungskraft am wenigsten Kraftaufwand anzuwenden hat und die Kontakte mit kontaminierten Reinigungsutensilien auf ein Minimum reduziert sind, ist für eine infektionsprophylaktische Arbeitsweise am besten geeignet. Innovative Ideen von Herstellern für Reinigungsgeräte bzw. Utensilien sollten beobachtet werden.

Zum infektionsprophylaktischen Aspekt kommt noch die des ergonomischen Arbeitens hinzu. Eine Reinigungskraft bückt sich mehrere tausend Mal pro Jahr, um benutze Mopps vom Mopphalter zu lösen. Dies trägt u. a. dazu bei, dass sich der Krankenstand wegen Rückenschmerzen erhöht und in krankheitsbedingten Ausfalltagen zu Buche schlägt (RKI 2012).

Der Bundesverband Betriebliches Gesundheitsmanagement (BBGM) empfiehlt u. a. durch »Ausgestaltung betrieblicher Prozesse«, für eine gesunde Arbeitsumgebung zu sorgen. Ein Präventionsgesetz sowie gesundheitsfördernde Maßnahmen von Krankenkassen können zu einer positiven betrieblichen Entwicklung führen (Dehn 2016).

- **Reinigungswagen in »Demenz«-Abteilungen oder in psychiatrischen Kliniken**

Chemische Lösungen, d. h. Reinigungs- und Desinfektionsmittel, sollten auf Stationen mit dementen Patienten oder in psychiatrischen Kliniken wegen der unvorhersehbaren Reaktionen verwirrter Patienten oder der Suizidgefahr nicht offen auf den Reinigungswagen stehen, sondern in verschließbaren Boxen für Reinigungsmittel am Reinigungswagen gelagert werden (Abb. 5.18). Auch bereits angesetzte Lösungen in Eimern sind mit Deckel zumindest blickgeschützt zu lagern.

Die Reinigungsdienste in Krankenhäusern und Pflegeeinrichtungen, extern sowie intern, entscheiden, welche Reinigungswagen mit welchen Zusatzsystemen zur Fußbodenreinigung oder Desinfektion sowie zur täglichen Reinigung und Desinfektion der patientennahen Flächen zum Einsatz kommen. Die Hygienefachkraft eines Krankenhauses sollte in Zukunft bei der Entscheidung, welche Gerätschaften zum Einsatz kommen, mit einbezogen werden.

- **Reinigungswagen – Parken**

Immer wieder ist zu beobachten, dass für das Parken der Reinigungswagen in Krankenhäusern und Pflegeheimen kein ausreichender Platz vorgesehen ist. Nicht selten stehen die Reinigungswagen in engen Schmutzräumen bzw. Pflegearbeitsräumen. Dies sollte auf keinen Fall praktiziert werden. Hier besteht immer die Gefahr der Kontamination des Reinigungswagens.

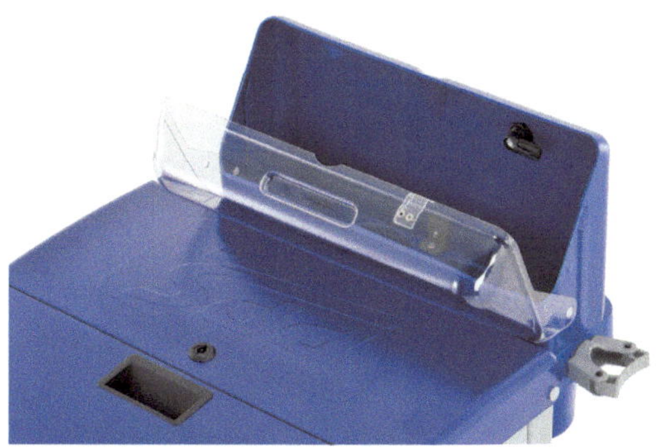

Abb. 5.18 Verschließbare Box für Flaschen mit Reinigungs- und Desinfektionsmittel an einem Reinigungswagen. (© pps Pfennig Reinigungstechnik GmbH, mit freundlicher Genehmigung)

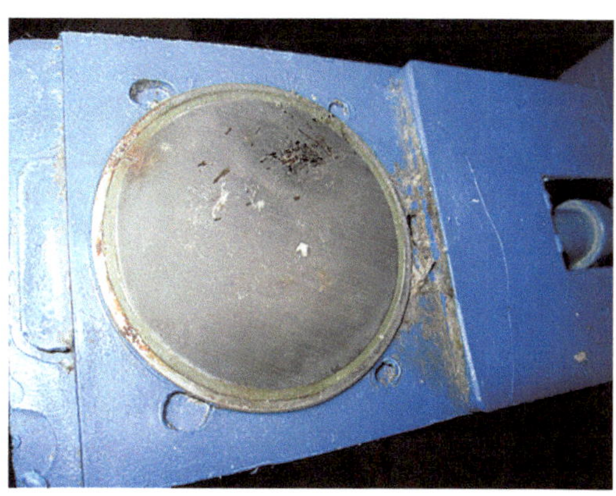

Abb. 5.19 Verschmutzter Mopphalter: schon lange nicht mehr gereinigt

Beispiel

Auf einer Station erkranken mehrere Patienten an einer Durchfallerkrankung. Der desinfizierende Spülgang im Steckbeckenspülgerät dauert für eine Spülung gute 6 Minuten. In dieser Situation entsteht schnell ein Rückstau der zu säubernden Steckbecken. Die einzelne Pflegeperson hat keine Zeit zum Schlange-Stehen und darauf zu warten, bis sie an der Reihe ist.

Wenn sich mehrere mit wässrigem bzw. sehr dünnem Stuhl gefüllte Steckbecken im Pflegearbeitsraum ansammeln, werden diese auf alle verfügbaren Flächen abgestellt – *auch auf dem Reinigungswagen!* Nicht selten ist das Steckbeckenspülgerät der Nachbarstation gerade in dieser Situation ebenfalls defekt.

Nach Arbeitsende ist das Arbeitsgerät (der gesamte Wagen mit Rädern, Eimern und Mopphalter) einer sorgfältigen Reinigung und Wischdesinfektion zu unterziehen. Alle wasserführenden Behältnisse sind vollständig zu trocknen und der Mopphalter zum Trocknen aufgeklappt zu lagern (Abb. 5.19, Abb. 5.20).

Nicht getrocknete Wasserbehälter bieten Wasserkeimen bei Raumtemperatur über Nacht ideale Lebens- und Wachstumsbedingungen. Am nächsten Morgen werden in der Regel nur die

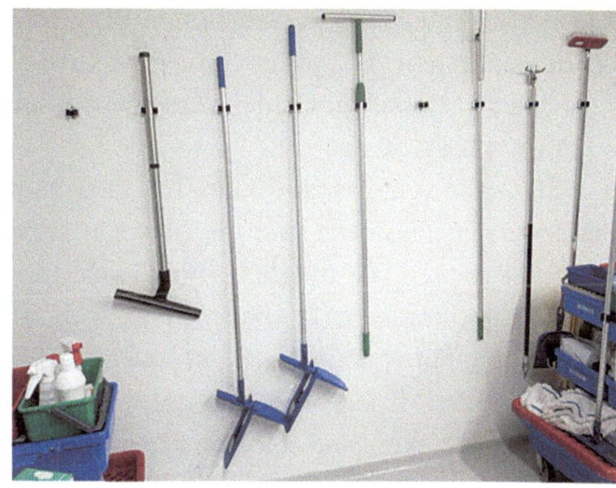

Abb. 5.20 Mopphalter, aufgeklappt zum Trocknen

Wassereimer und Behälter auf- bzw. nachgefüllt. Das bedeutet, dass die Reinigungskraft ihre Arbeit mit massiv verkeimten Reinigungs- oder Desinfektionslösungen beginnt.

Mopphalter und Eimer aus Isolierzimmern sind gründlich mit dem Desinfektionsmittel, welches auch im Isolierzimmer benutzt wurde, einer Wischdesinfektion zu unterziehen. Benutzte Reinigungstücher sollten nicht vor Ort zum Trocknen aufgehängt, sondern arbeitstäglich in der Waschmaschine aufbereitet und mit einem Trockner getrocknet werden. Nicht benutzte und angefeuchtete Mopps sind ausnahmslos ebenfalls zu waschen.

5.3.4 Waschraum – Aufbereitung von Reinigungsutensilien

Der »Waschraum« ist in einen »unreinen« und einen »reinen« Bereich zu trennen. Im »unreinen« Bereich ist die Waschmaschine, im »reinen« Bereich der Trockner positioniert. Idealerweise ist die Waschmaschine ein sog. »Durchlader«. Im »unreinen« Bereich wird die Wäsche in die Maschine geladen, in einem dahinterliegenden Raum auf der anderen, der »reinen« Seite, entladen. Fenster im »unreinen« Bereich sollten mit Insektenschutzgitter versehen sein. Ein Trockner ist zwingend notwendig.

Aufgrund baulichen Gegebenheiten ist jedoch häufig eine beengte Situation in Waschräumen anzutreffen: Waschmaschine (unrein) und Trockner (rein) stehen dicht beieinander (◻ Abb. 5.21, ◻ Abb. 5.22).

Stehen Waschmaschine und Trockner nicht in separaten Räumen, sind die Maschinen zumindest so weit wie möglich voneinander entfernt zu positionieren (◻ Abb. 5.22). Ist auch diese Trennung nicht möglich, kann eine abwaschbare bzw. desinfizierbare Wand dazwischen gestellt werden. Die Wand sollte ca. 40 cm über das Frontniveau der Maschinen hinausragen. Die Reinigungskraft muss um die Wand herumgehen und wird so an eine Händedesinfektion erinnert (◻ Abb. 5.23). Zusätzlich kann eine Fußbodenmarkierung angebracht werden, die optisch die Trennung zwischen dem »unreinen« und dem »reinen« Bereich verdeutlicht (◻ Abb. 5.24).

Bei sehr engen räumlichen Verhältnissen können Waschmaschine und Trockner auch übereinander stehen, wobei der Trockner über der Waschmaschine platziert wird. Dies stellt jedoch eine Notlösung dar. Auch hier ist eine Verfahrensanweisung zu erstellen (▶ Waschmaschine – Beladung; s. unten).

Bei engen Platzverhältnissen sollte für die Platzierung von Maschinen mit dem zuständigen Gesundheitsamt gesprochen werden.

Als Waschmaschine und Trockner sollten professionelle, gewerbliche Geräte zum Einsatz kommen. Im »unreinen« Bereich bzw. an der Grenze von »unreinem« zu »reinem« Bereich muss die Möglichkeit einer korrekten Händehygiene gegeben sein.

- Wandspender mit Flüssigseife, Händedesinfektionsmittel und Einmalhandtücher sowie ein Abwurf müssen in unmittelbarer Nähe der Geräte zur Verfügung stehen.
- Die Armatur des Waschbeckens muss mit dem Ellbogen bedient werden können.

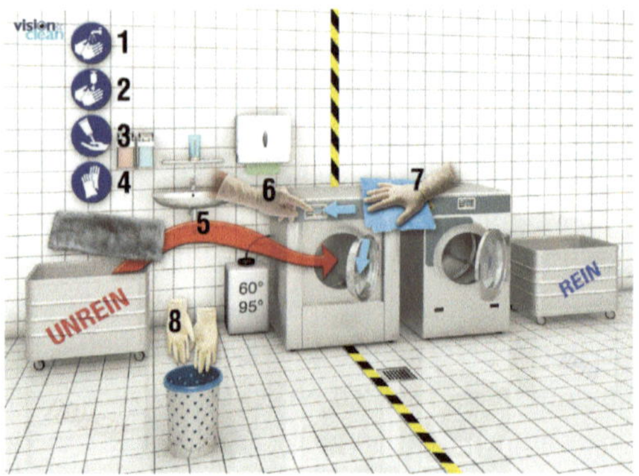

◻ **Abb. 5.21** Waschmaschine (unreine Seite) und Trockner (reine Seite) I: Beladen der Waschmaschine. (© Grafik: P. Henning/Fa. Visionclean, mit freundlicher Genehmigung)

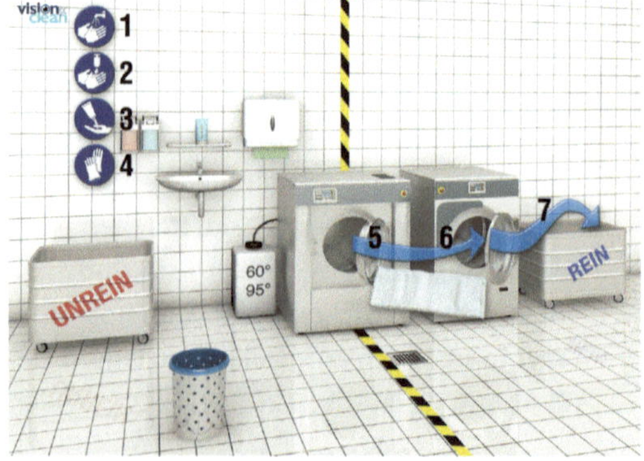

◻ **Abb. 5.22** Waschmaschine (unreine Seite) und Trockner (reine Seite) II. Wäschewechsel von der Waschmaschine zum Trockner(© Grafik: P. Henning/Fa. Visionclean, mit freundlicher Genehmigung)

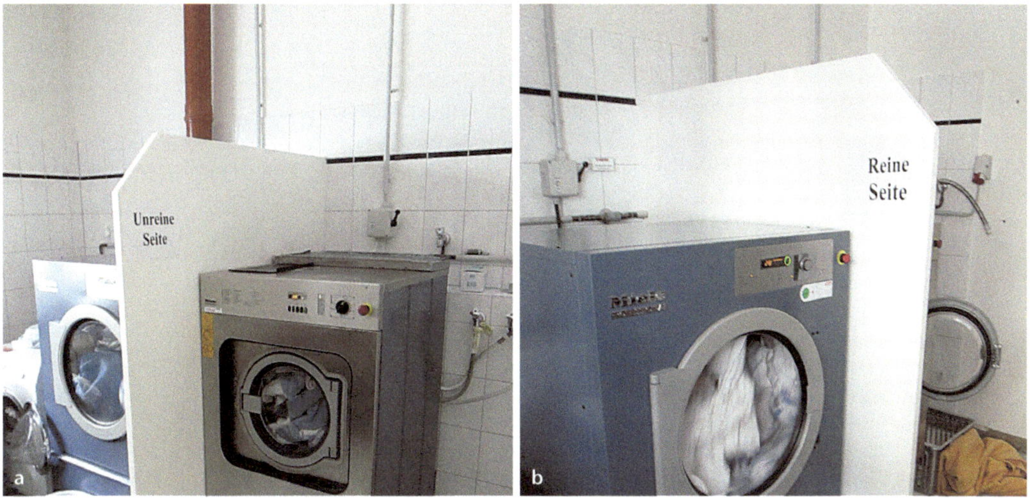

Abb. 5.23a, b Waschraum mit Trennwand bei Raumknappheit und Beschriftung »reine Seite«/«unreine Seite«

Schutzkleidung, Schutzkittel oder Plastikschürze, Einmalhandschuhe, Mund- und Augenschutz sind bereitzuhalten. Personal, welches die Waschmaschinen bedient bzw. im Waschraum arbeitet, ist mindestens einmal jährlich zum Thema Wäscheaufbereitung und Hygiene zu schulen (KRINKO 2003).

Waschmaschine – Beladung

Die hygienische Sorgfalt, die im Umgang mit kontaminierten Reinigungsutensilien im Stationsbereich beachtet wird bzw. mit denen Isolierungsmaßnahmen durchgeführt werden, ist im »Waschraum« weiterzuführen. Eine Verfahrensanweisung, wie die Beladung der Waschmaschine durchzuführen ist, sollte in Blicknähe platziert werden (Tab. 5.2).

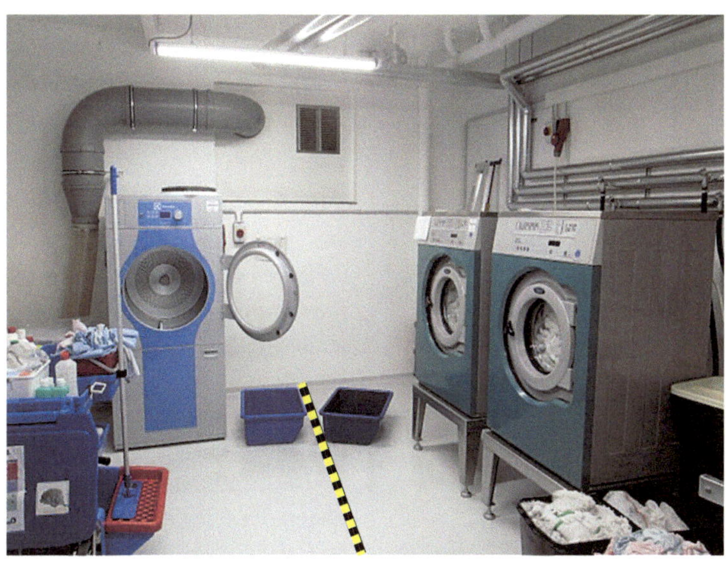

Abb. 5.24 Klare optische Trennung »unreiner« und »reiner« Bereich mit optischem Trennungsstreifen auf dem Fußboden

Tab. 5.2 Waschen von Mopps und Reinigungstüchern

Wäsche	Maßnahmen
Beladen der Waschmaschine mit Mopps und Reinigungstüchern aus »normalen« Patientenzimmern	Einmalhandschuhe Nach dem Beladen Handschuhe ausziehen und Händedesinfektion durchführen
Beladen der Waschmaschine mit infektiös, kontaminierten Mopps und Reinigungstüchern aus »Isolierzimmern«. Aber auch nach Beseitigung von Körperflüssigkeiten und Ausscheidungen infektiöser Erkrankungen, z. B. Stuhl bei Norovirusvorkommen, in Personal- oder Besuchertoiletten Mopps und Reinigungstücher aus den oben genannten Situationen nicht im Waschraum herumstehen lassen bzw. zwischenlagern. Auch nicht nach dem Beladen die Tür der Waschmaschine offen stehen lassen. Nach dem Beladen: die Waschmaschine starten	Waschmaschine betriebsbereit machen: - Programm einstellen - Waschmittel einfüllen PSA anziehen - Einmalhandschuhe - Schutzkittel - Schutzbrille - Mundschutz Nach dem Beladen der Waschmaschine mit infektiös kontaminierten Mopps und Reinigungstüchern → neue Handschuhe anziehen und die gesamte Front der Waschmaschine mit Desinfektionsmittel X% wischdesinfizieren. Danach sofort Schutzkittel und Handschuhe ausziehen, entsorgen und Händedesinfektion
	Die gewaschenen Mopps und Reinigungstücher nicht offen, sondern in Schränken lagern

Mopphalter aus Patientenzimmern, die als Isolierzimmer ausgewiesen waren, oder die mit infektiösen Ausscheidungen in Berührung kamen, werden zum Transport in den Waschraum in einen Plastiksack gegeben.

Die Mopps und Reinigungstücher aus Isolierzimmern oder mit Kontakt von infektiösen Ausscheidungen dürfen im Waschraum nicht offen gelagert werden (zum Sammeln), sondern sind gezielt zum Schluss in die Waschmaschine zu geben. Danach sollte die Maschine direkt gestartet werden.

Die KRINKO stellt fest:

» Um sicherzustellen, dass Mikroorganismen nicht verbreitet werden, sind Reinigungsutensilien nach laufender und Schlussdesinfektion direkt nach Gebrauch aufzubereiten. (KRINKO 2015).

Das bedeutet: keine Zwischenlagerung oder Umfüllen.

Auch hier ist eine klare Verfahrensanweisung hilfreich (Tab. 5.3).

Unterschiedliche Waschvorgänge (s. Übersicht) sind der Art der Verschmutzung oder Kontamination anzupassen.

Unterschiedliche Waschvorgänge zur Wäschedesinfektion

- chemische Desinfektionswaschverfahren
- thermische Desinfektionswaschverfahren
- chemothermische Desinfektionswaschverfahren

Die unterschiedlichen Waschmittel und Waschverfahren müssen aufeinander abgestimmt sein. Kontaminierte Wäsche ist mit einem desinfizierenden Waschmittel aufzubereiten. Bei den verschiedenen Waschverfahren aufgrund unterschiedlicher Materialien ist grundsätzlich nach Herstellerangaben der Textilien zu verfahren.

Desinfizierende Waschmittel stehen je nach Materialbeschaffenheit für Waschvorgänge mit 60°C, 70°C und 80°C zur Verfügung. Hierbei sind die Kriterien Wasserhärte, Verschmutzungsgrad

Tab. 5.3 Verfahrensanweisung zum Beladen der Waschmaschine

Wäscheaufbereitung	
Anwendungshinweise laut VAH-Liste 01.04.2012	**Vorgehen**
Chemische Wäschedesinfektion	- Ein Gefäß mit einer Desinfektionsmittellösung in der korrekten Konzentration befüllen. - Vorgegebenes Flottenverhältnis herstellen: Gewicht der Wäsche in Kilogramm/Menge Flotte (Wasser + Chemie) in Liter, z. B. 1:8. - Eingelegte Wäsche vollständig in die Desinfektionsmittellösung eintauchen. - Mindesteinwirkzeit z. B. 4–12 h beachten. - Wäsche gründlich spülen.
Chemothermische Wäschedesinfektion Verfahren bis >75°C Einwirkzeit 10–20 min	- Waschmaschinentypen verwenden, bei denen die Temperatur, die Haltezeit und das Flottenverhältnis gesteuert werden können. - Bei der Dosierung der Wasch- oder Desinfektionsmittel exakt die Angaben des Herstellers beachten. - Flottenverhältnis: Gewicht der Wäsche in Kilogramm/Menge Flotte (Wasser + Chemie) in Liter z. B. 1:4

sowie Grad und Art der Kontamination zu berücksichtigen (Verbund für Angewandte Hygiene e.V. – VAH 2012; http://www.waeschereien.de) (Tab. 5.3).

Tipp

Es sind Waschmaschinen zu benutzen, bei denen eine Steuerung der Temperatur, Haltezeit und Flottenverhältnis durchführbar ist.

Waschmaschinen und Trockner sind sauber zu halten. Bei den Waschmaschinen ist auf die Gummiabdichtungen an der Einfüllöffnung und vor allem auf den Waschmitteleinspülkasten zu achten. Die negativen Beispiele in verschiedenen Kliniken (Abb. 5.25) zeigen, dass auch bei diesen einfachen Details Verfahrensanweisungen zur Reinigung notwendig sein können.

Bei Trocknern ist das Flusensieb und der Filter regelmäßig zu reinigen bzw. auszutauschen.

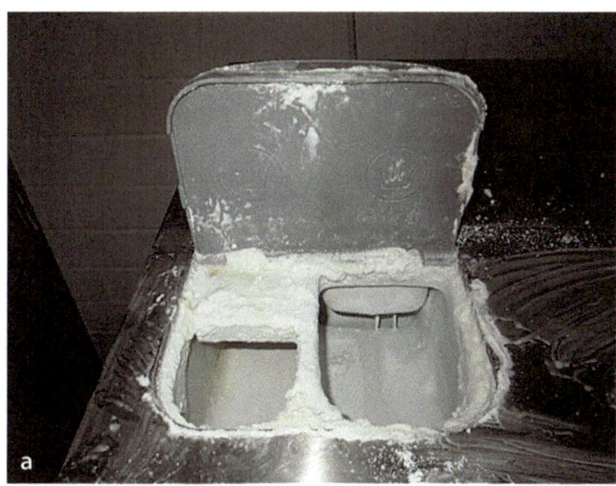

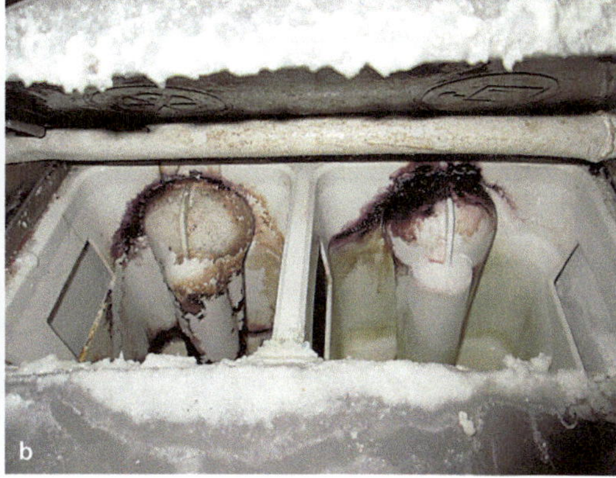

Abb. 5.25a, b Negativbeispiel Waschmitteleinfüllkasten: **a** monatelang nicht gereinigt; **b** mit schwarzem Schimmel besetzt

- **Reinigungsutensilien gewaschen – Lagerung**

Gewaschene Reinigungsutensilien sind so zu lagern, dass es nicht zu einer Rekontamination kommen kann, z. B. in einem geschlossenen Schrank im »reinen Bereich«.

> **Alle benutzten Reinigungsutensilien wie Mopps, Reinigungstücher sind täglich zu waschen.**

Keine Reinigungstücher in den Abteilungen belassen und – nach Hausfrauenart – aufgehängt trocknen.

- **Mikrobiologische Überprüfung der Waschmaschine**

Die KRINKO-Richtlinie für Krankenhaushygiene und Infektionsprävention: Anforderungen der Hygiene an die Wäsche aus Einrichtungen des Gesundheitsdienstes, die Wäscherei und den Waschvorgang und Bedingungen für die Vergabe von Wäsche an gewerbliche Wäschereien. Dies gilt insbesondere für Krankenhäuser, Altenpflege- und Rehabilitationseinrichtungen mit klinischem Charakter und ambulantes Operieren.

Regelmäßige Kontrolle der Waschmaschinen mit Bioindikatoren Hierzu werden die Testkeime – Staphylococcus aureus ATCC 6538 und Enterococcus faecium ATCC 6057 – benutzt, auf Objektträger-Baumwollläppchen 1 cm^2 Keimaufschwemmung mit Blut kontaminiert, getrocknet und in kleinen Wäschesäckchen verpackt. Eine Referenzprobe bleibt außerhalb der Waschmaschine, die anderen werden in die Maschine, in einen normalen Waschgang bei mindestens 60°C gegeben. Diese Untersuchung ist bei Inbetriebnahme und halbjährlich durchzuführen. Bei einwandfreien Befunden kann der Zyklus auf ein Jahr ausgedehnt werden.

Der Betrieb ist verpflichtet, den technischen Ablauf aufzuzeichnen und die Unterlagen aufzubewahren (Verbund für Angewandte Hygiene e.V. – VAH 2012).

Literatur

ArbMedVV 12/2008. Bundesgesetzblatt I. S. 2768

BioStoffV, Arbeitsmedizinische Vorsorge. Bundesgesetzblatt 2013

Daschner F et al. (1980) Fußbodendesinfektion und nosokomiale Infektionen. Dtsch Med Wschr. 105:325

Dehn F (2016) Gesundheitsmaßnahmen in Unternehmen. Rationell Reinigen 2/16

Dettenkofer M, Wenzler S, Amthor S et al. (2004) Does disinfections of environmental surfaces influence nosocomial infection rates? A systematical review. AJ Infect Control 32. 84/89

Exner M et al. (2014) Waschmaschine und Wäsche als Reservoir von Klebsiella oxytoca (ESBL). Abstracts 12. Kongress der DGKH, Berlin

Gütegemeinschaft sachgemäße Wäschepflege e. V. (2013) Textilien in Pflegeeinrichtungen. [www.waeschereien.de. Stand: 2013]

KRINKO (2003) Richtlinie für Krankenhaushygiene und Infektionsprävention. 4.4.3 und 6.4 Anforderungen der Hygiene an die Wäsche aus Einrichtungen des Gesundheitsdienstes. Elsevier, Urban & Fischer, München

RINKO (2004) Anforderungen an die Hygiene bei der Reinigung und Desinfektion von Flächen. Bundesgesundheitsblatt 47: 51–61

KRINKO (2007) Prävention postoperativer Infektionen im Operationsgebiet. Bundesgesundheitsblatt 50: 377–393

KRINKO (2015) Infektionsprävention im Rahmen der Pflege und Behandlung von Patienten mit übertragbaren Krankheiten. Bundesgesundheitsblatt 2015

Marget W (2002) Flächendesinfektionsmittel im Krankenhaus. Eine unverantwortliche Verschwendung. Deutsches Ärzteblatt 99(18):1215–1216

Pietsch J (2006) Schutzimpfungen im Krankenhaus aus unter arbeitsmedizinischen Gesichtspunkten. Vortrag auf dem Freiburger Infektiologie- und Infektionsgespräch, Kongress Febr. 2006. UKL Freiburg

Robert Koch-Institut – RKI (2012) Rückenschmerzen (Autor: H. Raspe). Gesundheitsberichtserstattung des Bundes Heft 53

Robert Koch-Institut – RKI (2015) Infektionsepidemiologisches Jahrbuch meldepflichtiger Krankheiten für 2014. [https://www.rki.de/DE/Content/Infekt/Jahrbuch/Jahrbuch_2014.pdf?_blob=publicationFile]

TRBA 250 (2014a) Technische Regeln für Biologische Arbeitsstoffe. Biologische Arbeitsstoffe im Gesundheitswesen und in der Wohlfahrtspflege. Bundesarbeitsblatt

TRBA 250 (2014b) Neufassung der TRBA 250 anlässlich der Umsetzung der Nadelstichrichtlinie 2010/32/ EU in der neugefassten BiostoffV« (Bundesgesetzblatt 2013). Gemeinsames Ministerialblatt – GMBl Nr. 10/11 vom 27.03.2014

So geht's richtig: Allgemeine Hygienemaßnahmen

L.C. Weber

L.C. Weber, *Reinigungsdienste und Hygiene in Krankenhäusern und Pflegeeinrichtungen*,
DOI 10.1007/978-3-662-52723-8_6, © Springer-Verlag Berlin Heidelberg 2016

6.1 Handschuhmanagement

Pflegepersonal führt täglich, ebenso wie Reinigungspersonal, mit Einmalhandschuhen Reinigungs- und Desinfektionsarbeiten durch. Die »Technische Regel für Biologische Arbeitsstoffe« (TRBA 250) besagt, dass bei Arbeiten mit möglichem Kontakt zu Körperflüssigkeiten und Ausscheidungen den Beschäftigten, welche das Desinfizieren und Reinigen von Flächen durchführen, ungepuderte, flüssigkeitsdichte und allergenarme medizinische Handschuhe zur Verfügung zu stellen sind.

In der TRBA 250 werden flüssigkeitsdichte, ungepuderte, allergenarme Schutzhandschuhe mit verlängertem Schaft zum Umstülpen bei Reinigungs- und Desinfektionsarbeiten erwähnt. Hier handelt es sich um Haushaltshandschuhe, mit denen einige Reinigungsdienste immer noch arbeiten. Dabei ist wiederholt zu beobachten, dass diese kontaminierten Handschuhe, ohne gewechselt zu werden, über ganze Stationen oder gar Stockwerke getragen werden.

Wenn bei Reinigungs- und Desinfektionsarbeiten eines Patientenzimmers Haushaltshandschuhe eingesetzt werden, müssten diese aus hygienischer Sicht, spätestens nach der Toilettenreinigung (also nach Kontamination), in einem Reinigungs- und Desinfektionsgerät (RDG) aufbereitet werden.

Die arbeitstägliche Aufbereitung der Haushaltshandschuhe wäre zwar technisch machbar, jedoch mit einem hohen logistischen und finanziellen Aufwand verbunden, der in praxi nur schwer realisierbar scheint.

Die KRINKO empfiehlt keine Benutzung von Haushaltshandschuhen.

Dieses Prozedere hätten täglich alle Haushaltshandschuhe zu durchlaufen, das bedeutet, nicht nur die Handschuhe, die in Isolierzimmern, sondern auch bei allen »normalen« Patientenzimmern benutzt wurden.

Der täglichen Aufbereitung aller Haushaltshandschuhe liegt der Gedanke zugrunde, dass bei einem zunehmenden Teil der Patienten krankenhaushygienisch problematische Erreger festgestellt werden. Diese besiedelten Patienten sind nicht an den Bakterien erkrankt, aber tragen die Erreger permanent z. B. auf der Haut oder scheiden sie aus wie z. B. Clostridien. Diese asymptomatischen Träger bzw. Ausscheider sind häufig nicht bekannt bzw. wissen selbst nichts von ihrem Status.

Die KRINKO empfiehlt Einmalhandschuhe als grundlegende Präventionsmaßnahme zu benutzen (KRINKO 2015).

Laut KRINKO müssen Einmalhandschuhe mindestens der DIN EN 455 »Medizinische Handschuhe zum einmaligen Gebrauch« entsprechen sowie dem Standard-AQL (AQL = »accepted quality level«) von <1,5 entsprechen. Bei Arbeiten mit Chemikalien wie Desinfektionsmitteln wird ein höher einzustufender Handschuh – DIN EN 374 »Schutzhandschuh« – empfohlen.

AQL (»accepted quality level«)
AQL ist ein internationaler Sicherheitsstandard für zahlreiche Produkte. Dieser Standard besagt, dass bei der Herstellung von einer bestimmten Menge eines Produktes, z. B. von Handschuhen, einer Charge bei der Stichprobe bzw. Qualitätskontrolle laut ISO DIN 2859 nur eine geringe Anzahl fehlerhafter Handschuhe akzeptiert wird. Wird diese geringe Menge fehlerhafter Handschuhe überschritten, muss die gesamte Charge vernichtet werden.

An dieser Stelle sein an die neue Empfehlung der KRINKO (2015) erinnert:

» Das Tragen von Einmalhandschuhen ersetzt nicht die Notwendigkeit zur Händedesinfektion. Nach Ablegen der Einmalhandschuhe ist stets eine Händedesinfektion erforderlich, da es durch Leckagen … zur Kontamination der Hände kommen kann (Leckagen ▶ Kap. 8, Schulungen).

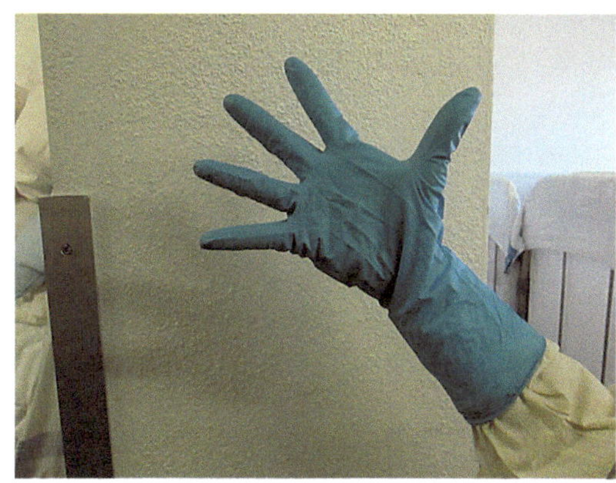

Abb. 6.1 Einmalhandschuh aus Nitril mit langem Schaft

Die TRBA 250 verweist auf die TRGS 401: Das Tragen von flüssigkeitsdichten Handschuhen über einen bestimmten Zeitraum gilt als sog. Feuchtarbeit. Hier muss besonders auf Hautschutz und -pflege geachtet werden.

Empfehlenswert sind Einmalhandschuhe mit langem Schaft (Abb. 6.1). Haushalts- bzw. Stulpenhandschuhe müssten nach jeder Benutzung desinfiziert werden.

Die Praxis bei Reinigungs- oder Desinfektionsarbeiten sieht in der Regel so aus, dass die Reinigungskraft mit einem Drei- oder Vier-Farben-Eimer-System arbeitet.

Beispiel

Im Folgenden möchte ich ein Beispiel mit Haushaltshandschuhen und Eimern im Farbensystem schildern:

Der Klassiker, der bundesweit immer noch anzutreffen ist:

- Die Reinigungskraft betritt das Patientenzimmer und geht zunächst in das Patientenbadezimmer
- Mit Toilettenreiniger, der Toilettenbürste und einem roten Reinigungstuch (nur für die Toilette) wird zuerst die Toilette gesäubert, das Tuch wird in den Reinigungsbeutel abgeworfen. Danach werden mit einem gelben Tuch die Fliesen bearbeitet. Direkt im Anschluss fasst die Reinigungskraft mit den gleichen kontaminierten Handschuhen in den blauen Eimer (nur für Inventar), entnimmt ein blaues Reinigungstuch, wringt es aus und reinigt damit den Ess- und Nachttisch des Patientenzimmers (Abb. 6.2).

Nicht nur eine sehr unappetitliche Arbeitsweise, sondern auch eine garantierte Methode, Keime weiter zu tragen. Dieses Verhalten wird damit gerechtfertigt, dass die Handschuhe ja in die Eimer mit Desinfektionslösung eingetaucht werden, um ein neues Reinigungstuch zu entnehmen bzw. anzufeuchten und somit quasi »automatisch« mit desinfiziert werden.

Ein Eintauchen der Haushaltshandschuhe in Desinfektionslösung für nur ca. 3 Sekunden ist auf keinen Fall für eine Handschuhdesinfektion ausreichend.

Folgende Punkte sprechen dagegen, dass Haushaltshandschuhe beim Eintauchen in einen Eimer mit Desinfektionsmittel »mitdesinfiziert« werden:

- Manche Haushaltshandschuhe sind an den Handinnenflächen mit einem Profil versehen. Hier kann sich die Kontamination fixieren. Diese wird durch ein kurzes Eintauchen in eine Desinfektionslösung nicht gelöst.
- In der Praxis dauert das Eintauchen der Haushaltshandschuhe nur Sekunden, was nicht ausreicht für eine sichere Desinfektion.
- In den Eimern mit Desinfektionslösung kommt der »Eiweißfehler« zum Tragen. Auf allen Flächen, vor allem in der patientennahen Umgebung, befindet sich biologisches Material in Form von Bakterien, sichtbaren oder in kleinen Mengen vorhandenen Körperflüssigkeiten oder Ausscheidungen der Patienten wie Blut, Stuhl, Sekret oder Hautschuppen. Das Flächendesinfektionsmittel ist mit biologischem Material (Eiweiß) jedoch nur begrenzt belastbar. Durch das wiederholte Eintauchen der mit biologischem

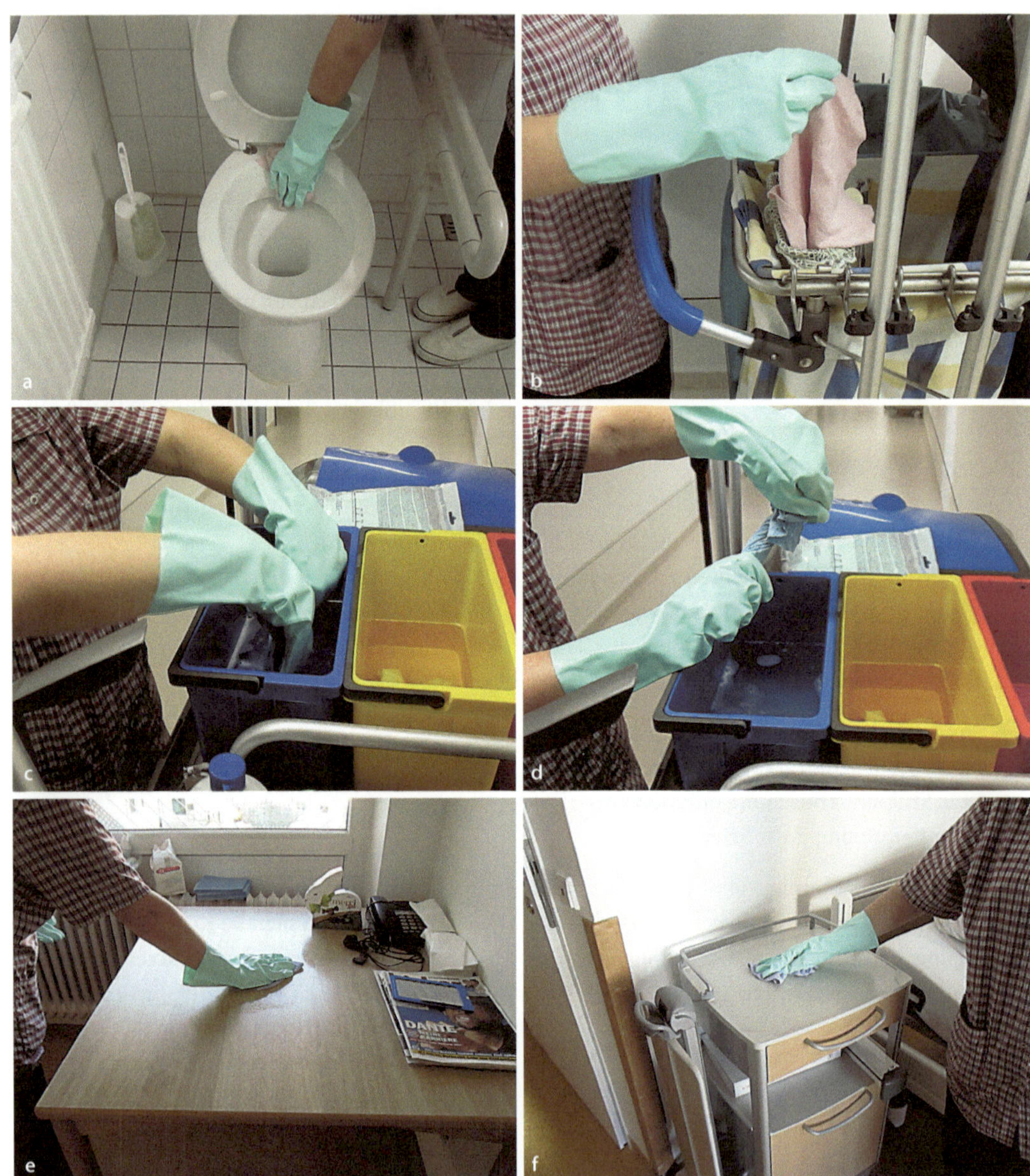

Abb. 6.2a–f Serie Negativbeispiele – So nicht! Falscher Workflow bei der Reinigung/Desinfektion eines Patientenbadezimmers: **a** Beginnend mit der Toilette – Kontamination der Haushaltshandschuhe. **b** Mit in der Toilette kontaminierten Haushaltshandschuhen … **c** Tuchentnahme aus dem blauen Eimer und und danach … **d** Auswringen des Tuchs mit kontaminierten Handschuhen. Anschließend erfolgen die Reinigung von Esstisch (**e**) und Nachttisch (**f**)

Material kontaminierten Haushaltshandschuhe verliert das Desinfektionsmittel mit der Zeit an Wirksamkeit, und die Lösung wird so im schlimmsten Fall selbst zum »Nährmedium« für Bakterien.

» Reinigungs- und Desinfektionslösungen, in die der Wischlappen nach Abwischen von Flächen wieder eingetaucht wird, sind schnell mit Erregern kontaminiert. […] Eine fortlaufende Anwendung dieser Lösung

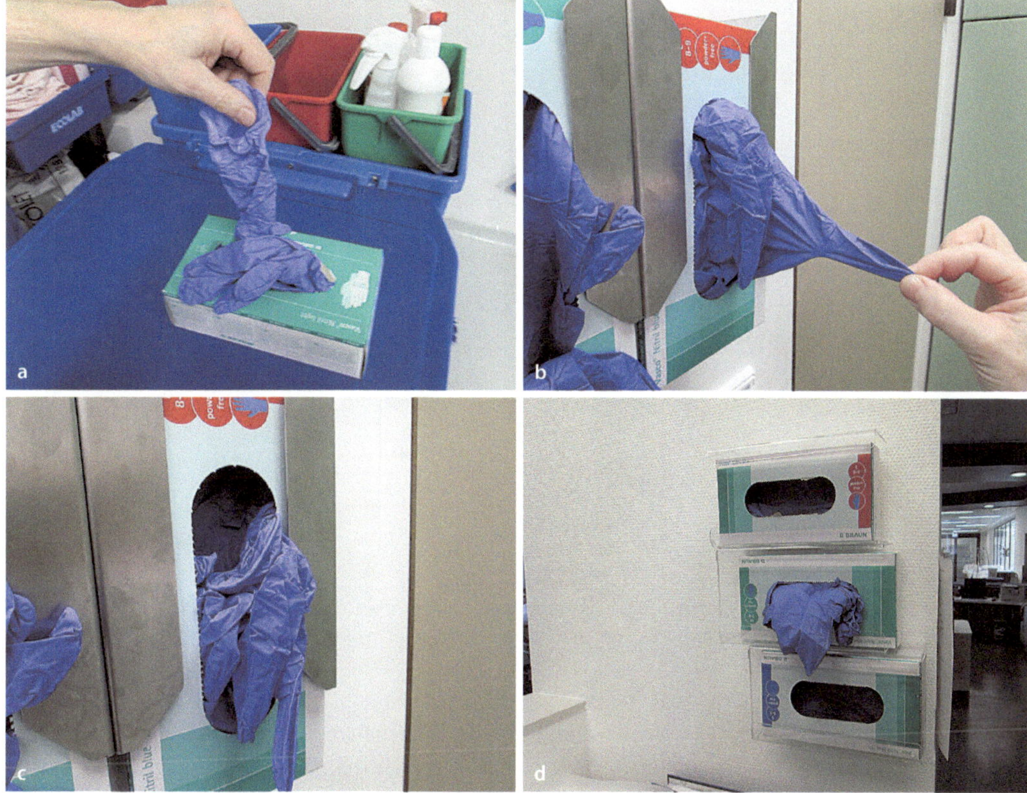

Abb. 6.3a–d Handschuhentnahme mit aneinander klebenden Handschuhen: **a** aus einer liegenden Box; **b–d** aus einer an der Wand befestigten Box

führt zu einer Weiterverbreitung von Mikroorganismen auf nachfolgend gewischte Flächen. (KRINKO 2004)

Dieser Effekt entsteht ebenso beim wiederholten Eintauchen der Haushaltshandschuhe. Nicht nur die Reinigungstücher, sondern auch die Haushaltshandschuhe sind kontaminiert und führen so zu einer Weiterverbreitung von Krankheitserregern.

» Bei Häufungen von MRSA, VRE und Clostridium difficile bedingten nosokomialen Infektionen können nicht sachgerecht durchgeführte Reinigungs- und Desinfektionsverfahren als Infektionsquelle in Betracht kommen. (KRINKO 2004)

Bezogen auf KRINKO ist das Arbeiten mit geeigneten Einmalhandschuhen bei Reinigungs- und Desinfektionsarbeiten alternativlos.

6.2 Einmalhandschuhe gut geeignet

Die KRINKO empfiehlt:

» Bereits im Rahmen der Basishygiene sollten Einmalhandschuhe getragen werden, wenn direkter Kontakt mit Blut, Urin, Sekreten, Exkreten (Stuhl) … oder anderem potentiell infektiösem Material zu erwarten ist. (KRINKO 2015).

In der Praxis werden Einmalhandschuhe aus liegenden Kartonboxen entnommen (Abb. 6.3a). Hierzu muss eine Hand die Handschuhbox fest-

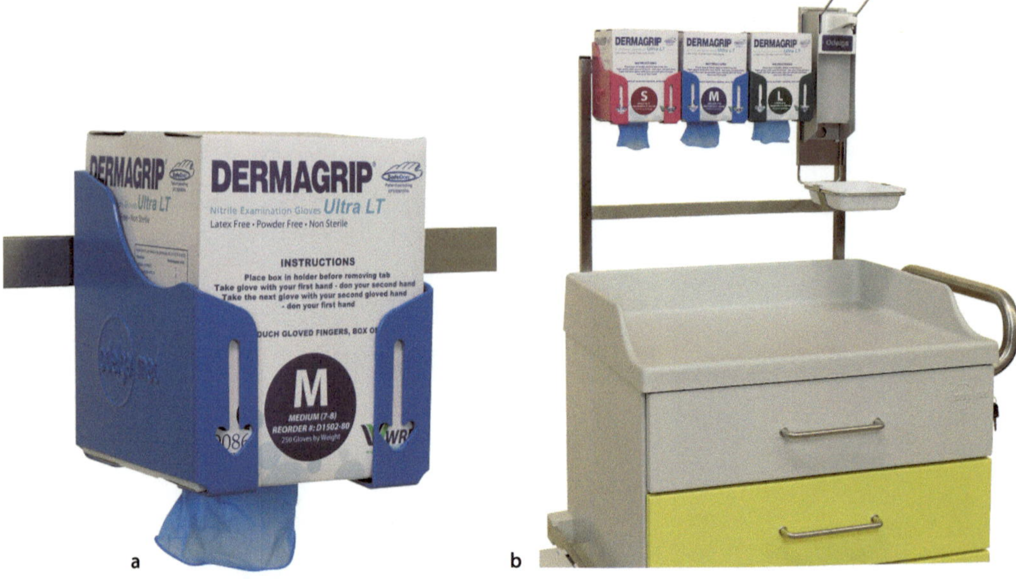

◻ **Abb. 6.4a, b** Handschuhbox mit einzeln hängendem Handschuh (**a**) und in verschiedenen Größen (**b**) im SafeDon (hygienisches Handschuhspendesystem). (© Fa. Remesco Handelsgesellschaft m.b.H., Wien)

halten. Oder die Handschuhe werden aus Handschuhboxen entnommen, die in Halterungen wandständig positioniert sind (◻ Abb. 6.3b-d).

> **In der Regel kann davon ausgegangen werden, dass vor dem Griff zur Handschuhbox die Hände nicht desinfiziert werden.**

Beim Entnehmen der Handschuhe kleben meistens mehrere Handschuhe aneinander. Manche fallen zu Boden. Es kommt vor, dass die Handschuhe, die zu viel entnommen wurden oder auf den Boden fielen, wieder in die Handschuhbox zurückgestopft oder verworfen werden. Der nächste Mitarbeiter, der nun Handschuhe aus der Box ziehen möchte, erhält bereits kontaminierte Handschuhe (◻ Abb. 6.3).

> **Beim Umgang mit nichtsterilen Einmalhandschuhen ist darauf zu achten, dass sie so gelagert und aus der Verpackung entnommen werden, dass sie nicht mit potenziell pathogenen Mikroorganismen kontaminiert werden (KRINKO 2015).**

Eine Alternative könnten nicht aneinander klebende Handschuhe sein (SafeDon – Hygienisches Handschuhspendesystem). Die Halterung der Handschuhbox wird einfach an eine Schiene gehängt (◻ Abb. 6.4a). Der Handschuh hängt immer mit der Manschette nach unten. Wenn der Handschuh an der Manschette gezogen wird, kommt immer nur ein Handschuh aus der Box. Nun wird mit der behandschuhten Hand an der Manschette der zweite Handschuh aus der Box gezogen (◻ Abb. 6.4). So werden die Handschuhe hygienisch und kostensparend der Box entnommen, da keine heruntergefallenen Handschuhe mehr verworfen werden.

Den Reinigungsdiensten steht für die Reinigung oder Desinfektion von Patientenzimmern nur eine sehr begrenzte Zeit zur Verfügung, durchschnittlich ca. 10 min. In Isolierzimmern und bei einer Schlussdesinfektion sollte etwas mehr Zeit eingeplant werden. Danach sind die Einmalhandschuhe auszuziehen und zu verwerfen. Die oben genannte Forderung der TRBA 250 nach Chemiebeständigkeit kommt bei dieser

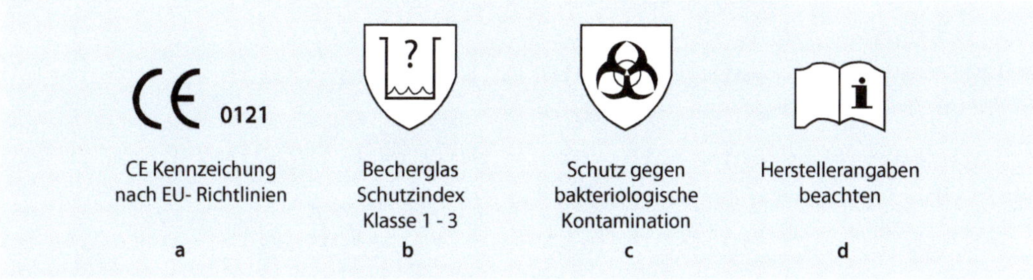

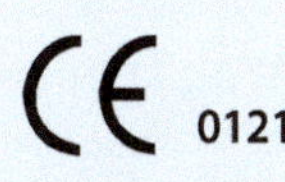

CE Kennzeichung nach EU- Richtlinien
a

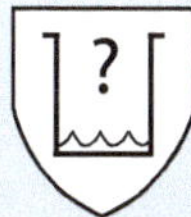
Becherglas Schutzindex Klasse 1 - 3
b

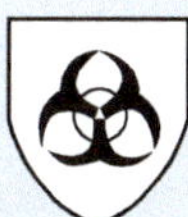
Schutz gegen bakteriologische Kontamination
c

Herstellerangaben beachten
d

Abb. 6.5a–d Piktogramme bei Schutzhandschuhen – eingeschränkter Chemikalienschutz

kurzen Arbeitszeitspanne mit verdünnten Chemikalien nicht voll zum Tragen. Die »verdünnte Chemie« (z. B. Desinfektionslösung 0,5%) kann in dieser kurzen Zeit dem Handschuhmaterial nicht schaden.

Die Europäische Norm DIN EN 374 »Schutzhandschuhe gegen Chemikalien und Mikroorganismen«, 2004 beschreibt einen Eignungstest unter Laborbedingungen für Schutzhandschuhe. Dieser besagt, dass mit Prüfchemikalien die Durchbruchzeit (Handschuhmaterial wird undicht) eines Schutzhandschuhs bestimmt werden kann (Dr. W. Bunzel, Hand- und Hautschutz, BG Chemie).

Entsprechend den ermittelten Durchbruchzeiten wird jeweils die Leistungsklasse in 6 Stufen festgelegt. Klasse 1 bedeutet dabei eine gemessene Durchbruchzeit von über 10 min, Level 2 von über 30 min usw. und erfüllt somit nach EN 374-2 den Standard »eingeschränkter Chemikalienschutz«, der für die oben genannten Zeitfenster (Reinigung eines Patientenzimmers, Isolierzimmer) ausreichend ist. Einmalhandschuhe, geprüft nach EN 374-2, sind einem Luftlecktest, einem Wasserlecktest und einer Sichtprüfung zu unterziehen (Dr. W. Bunzel, Hand- und Hautschutz, BG Chemie; Verband Deutscher Sicherheitsingenieure e. V. – VDSI).

Einmalhandschuhe sollten in der Qualität den Mindeststandard von Level 2 besitzen (Abb. 6.5).

Bei Zytostatikaunfällen in Patientenzimmern ist das Tragen herkömmlicher Einweghandschuhe nicht geeignet. Der Sicherheitsbeauftragte bzw. die Hygieneabteilung ist bei der Handschuhauswahl zu konsultieren, welche Handschuhe im Krankenhaus zur Verfügung stehen (▶ Kap. 7: Zytostatikakontaminationen, CSH Chemiekalienschutzhandschuh).

Checkliste für die Nutzung von Einmalhandschuhen

- Reinigungsdienste sollten mit entsprechenden Einmalhandschuhen, z. B. Nitril (Fassung 2004, EN 374-2, »eingeschränkter Chemikalienschutz«, Level 2), mit langem Schaft arbeiten sowie einen konsequenten Handschuhwechsel nach Abschluss der Arbeit vornehmen.
- Die Handschuhe werden nach der Reinigungs- oder Desinfektionsarbeit im Patientenzimmer vor Verlassen des Zimmers (vor Anfassen der Türklinke) ausgezogen und im Zimmer entsorgt.
- Nach dem Ausziehen der Handschuhe erfolgt stets eine hygienische Händedesinfektion. Der Reinigungswagen kann somit auch nicht kontaminiert werden.
- Ein gut geschulter Reinigungsdienst arbeitet auch über Kopf nur mit arbeitsfeuchten, nicht tropfenden Reinigungstüchern, sodass den »Stulpen« der Haushaltshandschuhe (s. o.) keine Bedeutung mehr zukommt.

Der Fingerknoten? – zur Erinnerung:
– Zimmer fertig: Handschuhe vor Berühren der Türklinke aus und Händedesinfektion
– Neues Zimmer: frische Handschuhe an

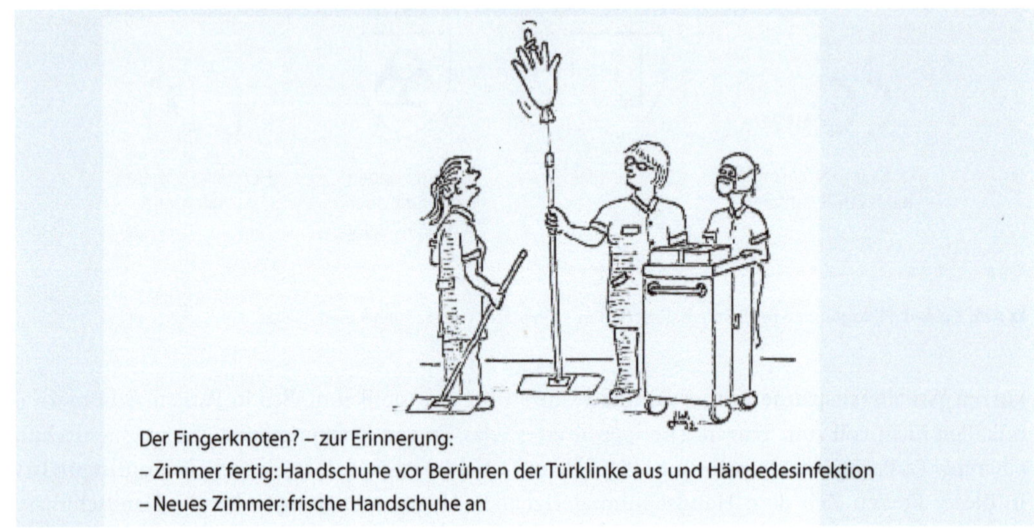

Abb. 6.6 Fingerknoten

Eine Desinfektion der behandschuhten Hand mit Händedesinfektionsmittel wird nicht empfohlen. Das Händedesinfektionsmittel tropft sofort ab. Die remanente Wirkung, die Händedesinfektionsmittel auf der Haut erzielen, findet nicht statt (KRINKO 2000).

Tipp

In allen Bereichen von Krankenhäusern, in denen Patienten untersucht, behandelt und gepflegt werden, empfiehlt sich das Tragen von Einmalhandschuhen. Natürlich auch in allen Bereichen, wo kontaminierte Arbeiten durchzuführen sind. Für jedes Zimmer sind frische Handschuhe anzuziehen, die vor Verlassen des Zimmers entsorgt werden.

Kampf (2008) beschreibt z. B., dass das Bakterium Clostridium difficile, welches schwere Darm- und Durchfallerkrankungen verursachen kann, auch über Handschuhe auf Kontaktflächen übertragen wird.

Dieses Beispiel des asymptomatischen Keimträgers zeigt, wie bereits erwähnt, die Notwendigkeit, dass die Reinigungskräfte bei ihren Tätigkeiten in allen Patientenzimmern Einmalhandschuhe tragen und diese vor Verlassen des Zimmers, vor Anfassen der Türklinke, ausziehen sollten. Hierdurch wird auch die Kontamination des Reinigungswagens vermieden (Abb. 6.6).

> » Werden Infektionskrankheiten durch Sporen übertragen, … so sind nach dem Ausziehen der Einmalhandschuhe zusätzlich zur Händedesinfektion ein gründliches Waschen der Hände mit Seife erforderlich« (KRINKO 2015)

In allen anderen Bereichen von Gesundheitseinrichtungen, in denen die Behandlung und Betreuung der Patienten nicht im Vordergrund stehen, z. B. Eingangsbereich, Flure, Treppenhäuser, Büroräume, können Haushaltshandschuhe getragen werden.

6.3 Workflow Patientenbadezimmer – falsche Beispiele von Reinigungsunternehmen

Sofern ein Reinigungsdienst schriftliche Arbeitsanweisungen für seine Mitarbeiter erarbeitet hat, können diese, um viel Text zu vermeiden und z. T.

wegen sprachlicher Schwierigkeiten, in bildhafter Darstellung und einer Reihenfolgenummerierung versehen werden. Hierbei wird versucht, möglichst alle Gegenstände und Flächen, die vertraglich vereinbart wurden, zu bearbeiten und in die Nummerierung mit einzubeziehen.

Hinzu kommt noch die Unterscheidung zwischen einer täglichen (Unterhalts-) Reinigung/ Desinfektion oder nur an bestimmten Wochentagen und einer Sichtreinigung. Diese sind dann anders, mit LV (Leistungsverzeichnis) gekennzeichnet. Insgesamt sind solche Abbildungen dann mit Nummerierungen und Sonderzeichen einerseits überladen, andererseits evtl. in der Einarbeitungszeit neuer Mitarbeiter notwendig, um klar zu zeigen, dass bei Reinigungs- und Desinfektion eine Reihenfolge bzw. ein festgelegter Arbeitsablauf aus infektionspräventiver Sicht unerlässlich ist. Es ist jedoch gleich, ob z. B. zuerst die Türklinke innen, dann außen, danach der Lichtschalter, dann die Heizung usw. bearbeitet werden (◘ Abb. 6.7).

Bei ◘ Abb. 6.7 fällt noch Folgendes auf:

- In der Nummerierung wird die Toilette übergangen. Das Toilettenzubehör Spülmechanismus, Toilettenbürste und Toilettenpapierhalterung sind aufgeführt. Das bedeutet aber auch, dass die Reinigung bzw. Desinfektion dieser kontaminierten Teile des Toilettenzubehörs vor der Reinigung bzw. Desinfektion der Dusche durchgeführt wird. Somit läuft der Autor der Nummerierung Gefahr (ein externer Reinigungsdienst einer Klinik), dass auch der gesamte Bereich der Dusche kontaminiert wird.
- Die Toilette ist auf einem gesonderten Blatt aufgeführt. Die Reihenfolge der Reinigung bzw. Desinfektion ist allerdings (von einem

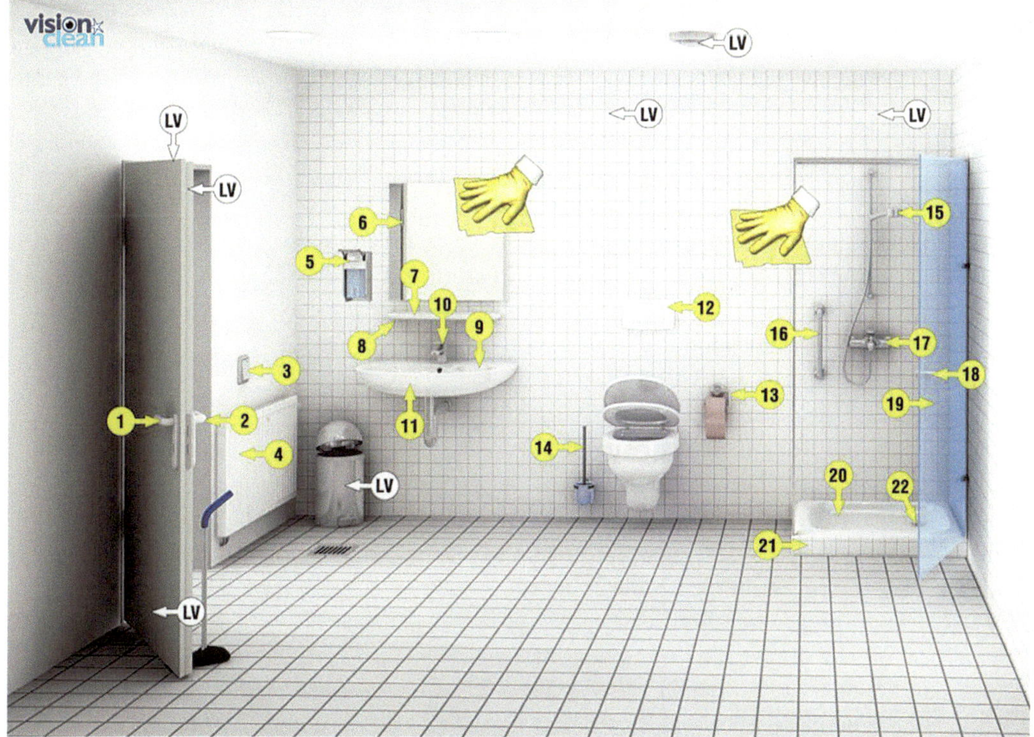

◘ **Abb. 6.7** Beispiel 1 detailliert dargestellte Reihenfolge der Reinigung oder Desinfektion eines Patientenbadezimmers (von einem externen Reinigungsdienst vorgenommen). (© Grafik: P. Hennig/Fa. Visionclean, mit freundlicher Genehmigung)

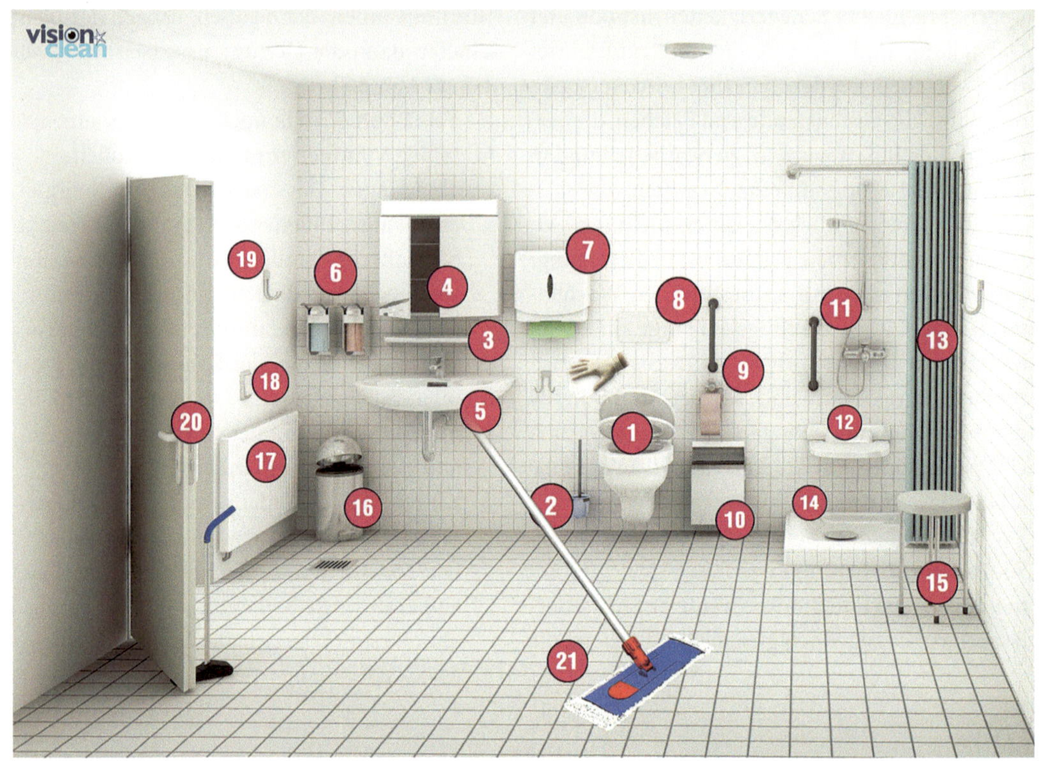

Abb. 6.8 Beispiel 2 (von einem externen Reinigungsdienst einer Klinik vorgenommen): falsche Reihenfolge. »Der Klassiker Nr. 1: Die Toilette«, Reinigung und Desinfektion eines Patientenbadezimmers (© Grafik: P. Hennig/Fa. Visionclean, mit freundlicher Genehmigung)

externen Reinigungsdienst einer Klinik) falsch dargestellt (Abb. 6.8, Abb. 6.9).

Die Reinigung und Desinfektion der Patientenzimmer werden meistens im Badezimmer mit der Toilette begonnen. Hier wird zuerst Toilettenreiniger in die Toilettenschüssel gegeben, dann mit der Toilettenbürste der Reiniger eingearbeitet. Die Toilettenbürste verbleibt in der Schüssel – »der Toilettenreiniger muss einwirken, auch auf die Bürste«. Wenn täglich die Toilette mit Toilettenreiniger gereinigt wird, darf bezweifelt werden, ob ein »Einwirken« notwendig ist. Durch das Arbeiten in der Toilette werden die Handschuhe (meistens noch Haushaltshandschuhe) massiv mit Darmkeimen kontaminiert (Abb. 6.9).

Die Toilette sollte wie folgt gereinigt bzw. zu desinfiziert werden (Abb. 6.10):

Empfohlene Reihenfolge der Toilettenreinigung

- Toilettenspülarmatur
- Haltegriff
- Toilettenpapierhalterung
- Oberseite des Toilettendeckels
- Unterseite des Toilettendeckels
- Oberseite der Toilettenbrille
- Unterseite der Toilettenbrille
- Innenseite des Toilettenbeckens mit Toilettenbürste bearbeiten
- Toilettenbürstenhalterung
- Außenseite des Toilettenbeckens

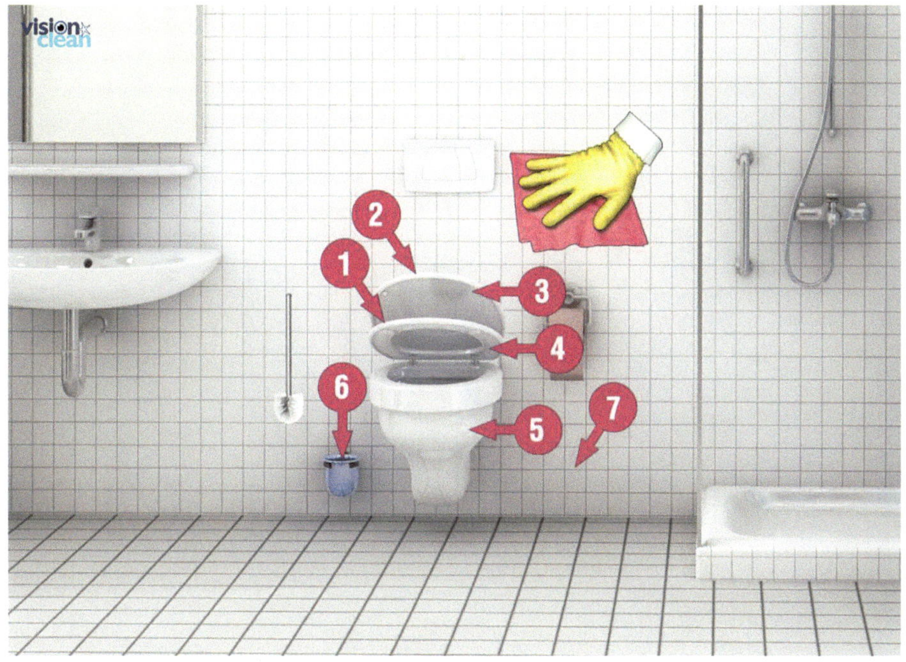

Abb. 6.9 Falsche Reihenfolge bei Toilettenreinigung (von einem externen Reinigungsdienst einer Klinik vorgenommen). (© Grafik: P. Hennig/Fa. Visionclean, mit freundlicher Genehmigung)

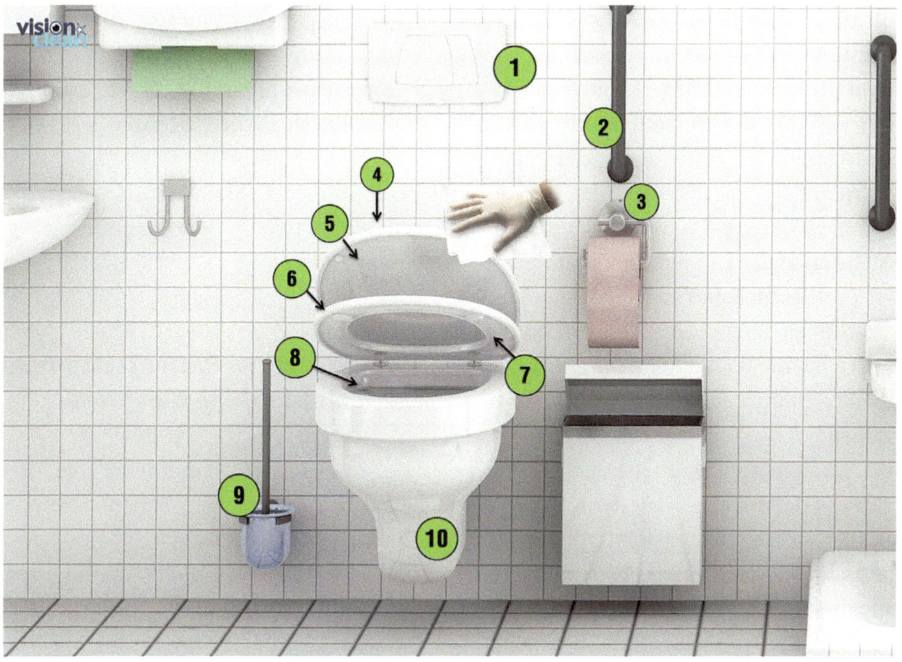

Abb. 6.10 Empfohlene Reihenfolge der Toilettenreinigung. (© Grafik: P. Hennig/Fa. Visionclean, mit freundlicher Genehmigung)

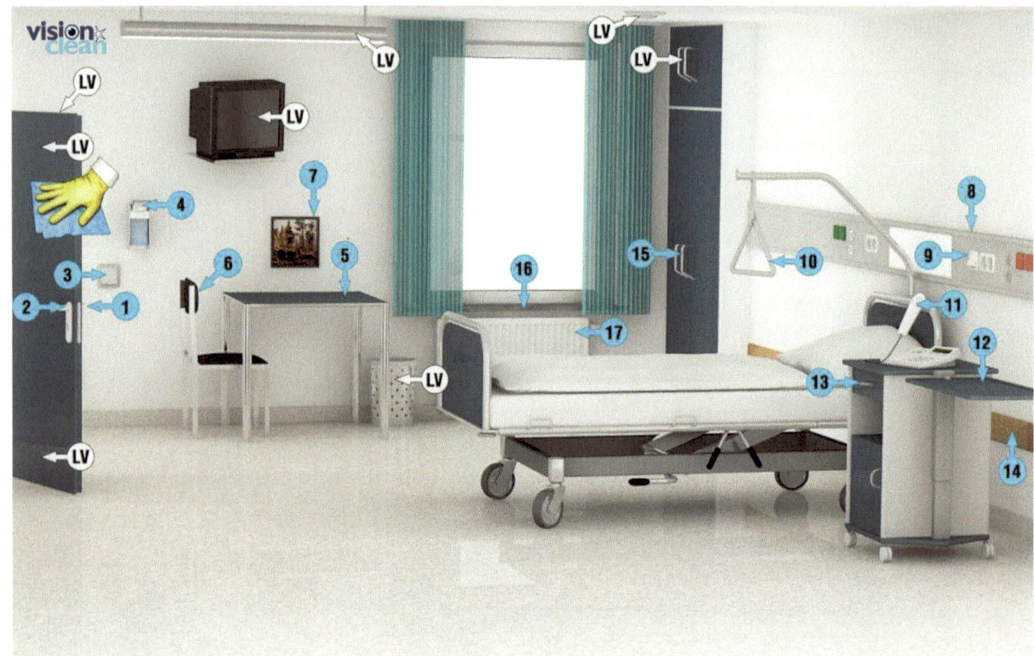

Abb. 6.11 Falsche Reihenfolgenummerierung der Reinigung und Desinfektion eines Patientenzimmers (von einem externen Reinigungsunternehmen vorgenommen). (© Grafik: P. Hennig/Fa. Visionclean, mit freundlicher Genehmigung)

Nun sind häufig in der Praxis zwei Möglichkeiten bzw. Arbeitsweisen zu beobachten:

- Damit der Toilettenreiniger »einwirken« kann, wird mit diesen kontaminierten Handschuhen das restliche Badezimmer etwa in der gezeigten Reihenfolge gereinigt (Abb. 6.8). Hierbei werden auch private Gegenstände der Patienten wie Zahnputz- oder Prothesenbecher angefasst bzw. zur Seite geschoben, aber eben auch kontaminiert. Danach bearbeitet die Reinigungskraft das Patientenzimmer mit den gleichen Handschuhen.
- Oder die Reinigungskraft geht nach der Bearbeitung der Toilette (Toilettenreiniger muss einwirken) mit den kontaminierten Handschuhen direkt in das Patientenzimmer und arbeitet dort u. a. am Esstisch weiter. Nachdem das Patientenzimmer bearbeitet wurde (Staubwischen oder Wischdesinfektion), geht die Reinigungskraft in das Badezimmer zurück und setzt dort ihre Arbeit fort. Zum Abschluss wird mit der Toilettenbürste nochmals die Toilette bearbeitet und die Bürste in die Halterung gegeben.

Beide Möglichkeiten garantieren ein Weitertragen der Darmkeime vom Badezimmer in das Patientenzimmer.

6.4 Workflow Patientenzimmer – empfohlene Beispiele

Die empfohlene Reihenfolge der Reinigung bzw. Desinfektion eines Patientenzimmers ist in Abb. 6.12 dargestellt.

Es wäre (z. B. bei in der Schulung von fortgeschrittenen Mitarbeitern) zu überlegen, bei der Reihenfolge einer Zimmerreinigung oder Desinfektion nicht mehr jeden einzelnen Gegenstand zu markieren und zu nummerieren, sondern mit

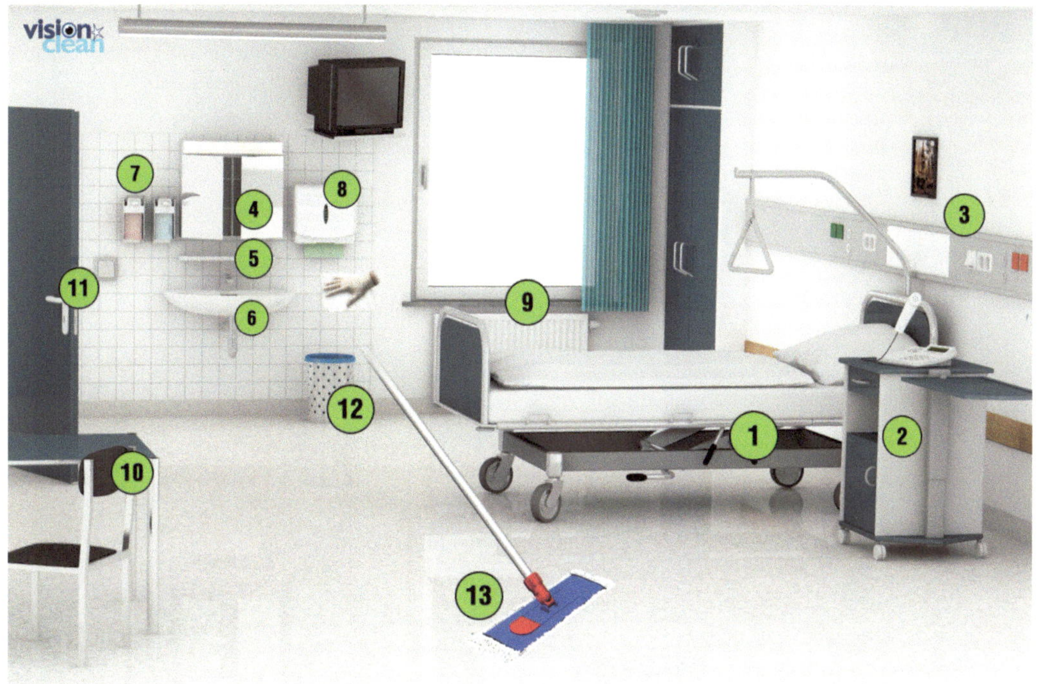

Abb. 6.12 Empfohlene Reihenfolge der Reinigung oder Desinfektion eines Patientenzimmers. (© Grafik: P. Hennig/Fa. Visionclean, mit freundlicher Genehmigung)

zu bearbeitenden »Zonen« Schwerpunkte festzulegen. Die gut geschulte Reinigungskraft arbeitet ohnehin von oben nach unten und muss nur noch auf die Reihenfolge der »Zonen« achten (Abb. 6.13).

Für Schulungen der Reihenfolge einer Badezimmerreinigung bzw. Desinfektion könnten farbige Zonen einprägsamer sein als die zahlreichen Nummerierungen.

- **Zone 1** – das hygienisch Wichtigste usw; beispielsweise: blaue **Zone 1** – Waschplatz;
- grüne **Zone 2** – die Dusche;
- gelbe **Zone 3** – die Tür mit Türkliniken, Lichtschalter, Heizung;
- orange-farbene **Zone 4** – Abfalleimer;
- rote **Zone 5** – Toilettenbereich;
- **Zone 6** – der Fußboden.

In jeder Zone wird von oben nach unten gearbeitet, wobei das Tuch mehrfach gewechselt, gefaltet, d.h. mit verschiedenen sauberen Flächen gearbeitet wird. Beim Fußboden wird zur Tür hin gearbeitet. Bei evtl. Farbenblindheit eines Mitarbeiters/in könnten die Zonen noch durchnummeriert werden.

Tipp

In einem Patientenzimmer mit Bad wird immer zuerst das Patientenzimmer, dann das Bad, zuletzt die Toilette und der Fußboden des Bades gereinigt oder wischdesinfiziert.
Während der Tätigkeit ist auf das Wenden der textilen Reinigungstücher zu achten, sodass immer frische Tuchflächen zum Einsatz kommen. Alternativ sind mehrere Einmaltücher zu benutzen. Auch bei Einmaltüchern sind vier Wendeflächen realistisch und praktisch durchführbar.

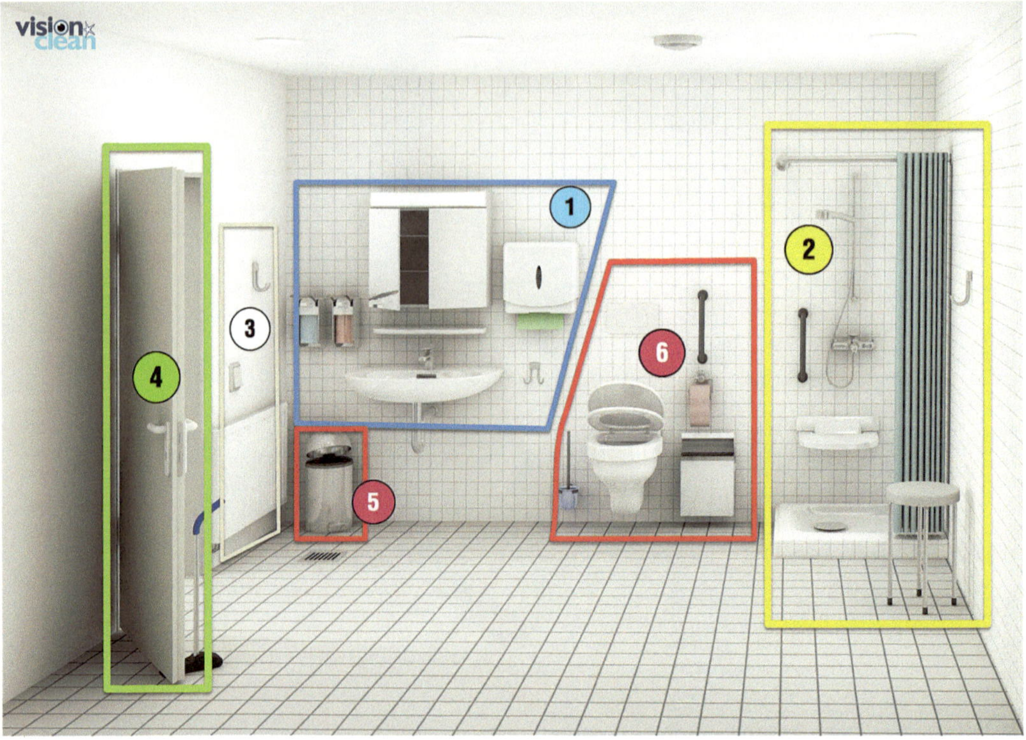

■ **Abb. 6.13** Empfehlung – Reihenfolge der Reinigung bzw. Desinfektion eines Patientenbadezimmers unterteilt in farbige Zonen. (© Grafik: P. Hennig/Fa. Visionclean, mit freundlicher Genehmigung)

6.4.1 Korrekter Arbeitsablauf im Patientenzimmer

Auch hier könnten anstelle der Nummerierung hygienische Schwerpunkte gesetzt werden. Die tägliche Praxis zeigt, dass ein Patient jederzeit in seinem Patientenzimmer von einem Arzt zu einem Gespräch oder einer Untersuchung aufgesucht werden kann. Dann muss die Reinigungskraft das Patientenzimmer verlassen. Oder der Patient muss ad hoc in die Diagnostik gebracht werden. Wenn diese Situation eintritt und der Patient im Bett abgeholt und zur Diagnostik gefahren wird, hat die Reinigungskraft im Patientenzimmer z. B. mit der Fensterbank begonnen, unwichtige Gegenstände zu bearbeiten. Viel wichtiger wäre es, mit dem Patientenbett zu beginnen. Wird der Patient im Bett abgeholt, wären zumindest die Kontaktflächen am Patientenbett desinfiziert. Dies wäre eine hygienische Hilfe für das Transportpersonal und das Personal in der Diagnostik, das mit dem Bett ebenfalls in Kontakt kommt. Wenn der Patient in der Diagnostik ist bzw. das Zimmer verlassen hat, kann die Reinigungskraft den Nachttisch und die anderen Gegenstände in der üblichen Reihenfolge bearbeiten.

Bei einer Einteilung in Zonen mit Nummern:

- **Zone 1** – das Wichtigste: Bett bzw. Bettplatz inklusive Nachttisch;
- **Zone 2** – Waschplatz usw. (■ Abb. 6.14).

In den Zonen wie im gesamten Zimmer wird vom Fenster zur Tür hin und von oben nach unten gereinigt und desinfiziert.

Wenn ein Schrank speziell für Pflegeartikel vorhanden ist, sollte abgeklärt werden, ob dieser im Leistungskatalog des Reinigungsdienstes mit

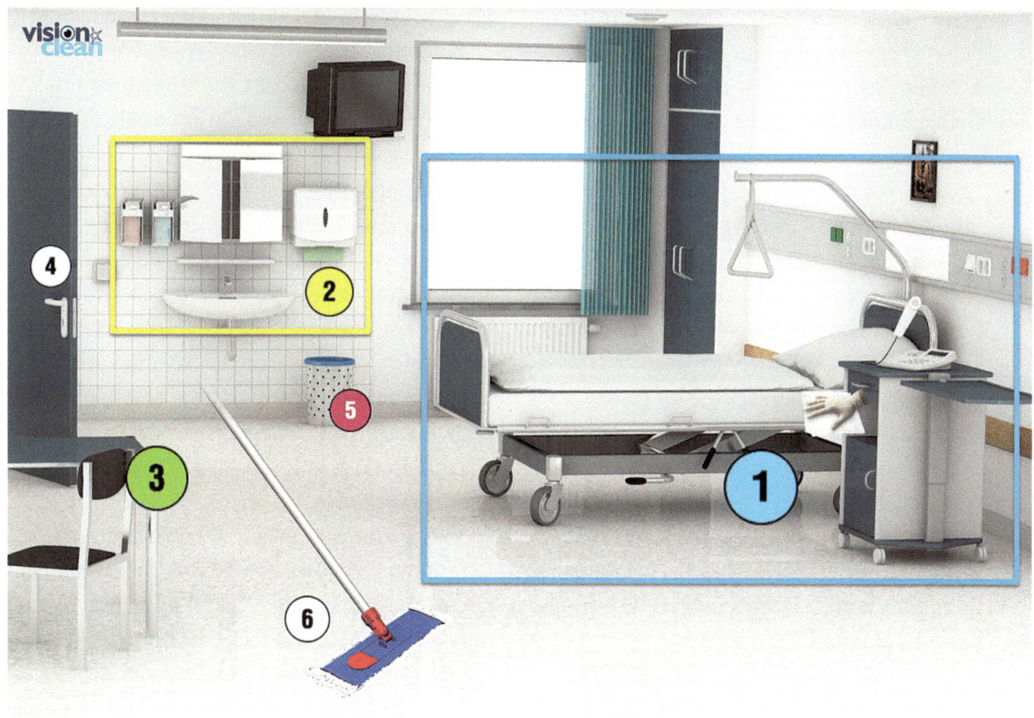

Abb. 6.14 Patientenzimmer. Empfehlung – Arbeitsablauf in Zonennummerierung. (© Grafik: P. Hennig/Fa. Visionclean, mit freundlicher Genehmigung)

enthalten ist, oder ob der Schrank vom Pflegedienst gereinigt wird. Wenn der Pflegeartikelschrank mit gereinigt wird, so wird für diesen ein frisches Reinigungstuch verwendet.

6.5 Reinigung und Desinfektion patientennaher Flächen – Textile oder Einmalvliestücher

Ebenso wie die Bearbeitung des Fußbodens können auch die allgemeine Reinigung und die Wischdesinfektion patientennaher Flächen mit unterschiedlichen Systemen (Textiltücher oder Einmalvliestücher) durchgeführt werden.

Tipp

Die Desinfektion der patientennahen Flächen wird ausschließlich mit der Wischdesinfektion vorgenommen. Verantwortungsbewusste Reinigungsdienste führen keine Sprühdesinfektionen mit alkoholischen Desinfektionsmitteln mehr durch.

6.5.1 Textile Reinigungstücher

Bei den textilen Reinigungstüchern herrscht immer noch das Drei- oder Vier-Farben-Eimer-System vor. Auf dem Reinigungswagen befinden sich drei oder vier verschiedenfarbige Eimer, in denen gleichfarbige Reinigungstücher entweder bereits liegen oder eingetaucht werden.

- Blauer Eimer mit blauen Tüchern zur Bearbeitung des Inventars im Patientenzimmer, z. B. der Esstisch.
- Gelber Eimer mit gelben Tüchern zur Bearbeitung des Patientenbadezimmers: Dusche, Fliesen, Waschbecken etc. Das Reinigungsmittel im gelben Eimer enthält kalklösende Substanzen.
- Roter Eimer mit roten Tüchern zur Bearbeitung der Toilette und des Spritzbereiches der Toilette. Im roten Eimer befindet sich das gleiche Reinigungsmittel wie im gelben Eimer. Zur Reinigung der Toilette wird noch Toilettenreiniger aus einer separaten Flasche verwendet.
- Weißer Eimer mit weißen Tüchern für besondere Desinfektionsarbeiten (bei manchen Reinigungsunternehmen auch zur Desinfektion von Haushaltshandschuhen).

Die Benutzung zwei verschiedenfarbiger Eimer mit dem gleichen Inhalt wird zum einen mit dem besseren Verstehen der Reinigungskräfte erklärt. Es findet gedanklich eine Trennung zwischen Toilette und anderen Bereichen im Badezimmer statt. Zum anderen mit der Praktikabilität, d. h. mit dem Fassungsvermögen der Eimer für die Reinigungstücher. Ein Eimer in der üblichen Größe fasst nicht ausreichend Reinigungstücher für den täglich zu bearbeitenden Bereich einer Reinigungskraft. Sie müsste ihren Arbeitsfluss unterbrechen, um neue Reinigungstücher zu holen.

Zusätzlich kann sich z. B. ein weißer oder grüner Eimer mit gleichfarbigen Tüchern und mit dem in der Einrichtung üblicherweise verwendeten Desinfektionsmittel, meistens in einer Konzentration von 0,5%, auf dem Reinigungswagen befinden. Dieser Eimer kann notwendig sein, wenn z. B. in einem »normalen« Patientenzimmer Kontaminationen mit Körperflüssigkeiten oder Ausscheidungen beseitigt werden müssen. Häufig werden diese Eimer mit Desinfektionsmittel auch zur Desinfektion der Haushaltshandschuhe benutzt.

Vier verschiedenfarbige Eimer und die dazugehörigen farbigen Tücher können für eine Reinigungskraft (zu Arbeitsbeginn) verwirrend sein, was die Praxis oft zeigt.

Das Farbensystem entstammt einer Zeit, als in Krankenhäusern noch wie im privaten Umfeld gereinigt wurde. Ein Tuch wurde nach Benutzung wieder in die Reinigungs-Desinfektionslösung eingetaucht, ausgewrungen und wieder verwendet. Mit den unterschiedlichen Farben sollte vermieden werden, dass ein Reinigungstuch, mit dem die Toilette gesäubert wurde, nicht anschließend zur Reinigung des Esstisches im Patientenzimmer benutzt wird.

Es ist immer wieder zu beobachten, dass sich Reinigungskräfte nicht an das Farbensystem halten, nach dem Prinzip »Tuch ist Tuch«. Es ist einer neuen Mitarbeiterin ohne ausreichende Sprachkenntnis nicht einfach zu vermitteln, wieso ein rotes Tuch nur für Toilette benutzt werden soll, da sich die Beschaffenheit der Tücher nicht grundlegend unterscheidet.

Das Farbensystem sollte heute ausschließlich der Unterscheidung bezüglich des Eimerinhalts dienen. Seit ein Reinigungstuch nur einmal in die Reinigungs- bzw. Desinfektionslösung eingetaucht, benutzt und danach in die Wäsche gegeben wird, ist das Farbensystem für textile Reinigungstücher in der herkömmlichen Form nicht mehr zwingend notwendig. Textile Reinigungstücher könnten unifarbig, z. B. weiß sein.

Tipp

Pflegedienste arbeiten ausschließlich mit Einmalvliestüchern. Reinigungsdienste könnten ebenso damit arbeiten.

Es gibt nach wie vor Krankenhäuser und Pflegeeinrichtungen, in denen grundsätzlich täglich alles wischdesinfiziert wird. Dies gilt für den

Fußboden, die entferntere und die nähere Umgebung des Patienten. In den weitaus meisten Krankenhäusern und Pflegeeinrichtungen jedoch wird, entsprechend der Empfehlungen der KRINKO, nur noch bei sichtbarer Kontamination gezielt desinfiziert. Ansonsten ist eine Reinigung ausreichend. Letztendlich entscheidet die Hygienekommission in den Krankenhäusern und Pflegeeinrichtungen über das hausinterne Prozedere der Wischdesinfektion im Reinigungsdienst.

Vorstellbar wäre:

Die kalklösliche Reinigungslösung, mit der im gesamten Patientenbadezimmer gearbeitet wird (Dusche, Kacheln, Waschbecken, Toilette), wird in einem gelben Eimer bevorratet. Im roten Eimer kann Flächendesinfektionsmittel vorgehalten werden. Der rote Eimer mit dem Flächendesinfektionsmittel muss mit Deckel und entsprechender Beschriftung (Desinfektionsmittel, Konzentration, Datum) versehen sein.

Weiterhin könnte ausschließlich mit, weißen Tüchern gearbeitet werden.

- Blauer Eimer für das Inventar des Patientenzimmers mit entsprechendem Reinigungsmittel.
- Gelber Eimer für das Patientenbadezimmer mit Kalklöser.
- Roter Eimer für Flächendesinfektionsmittel in den üblichen 0,5% (bei sichtbarer Kontamination).

Die Reinigungsdienste lagern zusätzlich auf dem Wagen Boxen oder in Schubladen mit in hausintern üblichem Flächendesinfektionsmittel in der im Hygieneplan empfohlenen Konzentration auf Arbeitsnässe getränkte Mopps. Diese Box wird mitgeführt, falls sichtbare Kontaminationen und Ausscheidungen auf dem Fußboden entfernt werden müssen.

Weiterhin werden Mopps mitgeführt, die ebenso wie die derzeit häufig verwendeten gelben oder roten Eimer einen Kalklöser enthalten, um den Fußboden des Badezimmers zu reinigen.

Also insgesamt weniger Verwirrung durch ein verschlanktes Farbensystem.

Immer wieder wird behauptet, die Patienten würden durch das Farbensystem erkennen, dass verschiedenfarbige Tücher nur für bestimmte Flächen benutzt werden. Sie würden das Farbensystem leichter akzeptieren und als ein saubereres Arbeiten empfinden. Außerdem würden die Reinigungskräfte auf diese Weise nicht verwechseln, dass z. B. ein rotes Tuch (Toilette) nicht für Inventar (Esstisch) benutzt wird.

Meine Beobachtungen sind andere. Zu dem Farben-Eimer-System werden die jeweiligen verschiedenfarbigen Tücher verwendet. Hersteller von Reinigungsutensilien wie Reinigungsdienste verteidigen dieses System.

Die Argumentation, dass die Patienten mit einem Farbensystem besser die korrekte Arbeitsweise beobachten können, kann Folgendes entgegengehalten werden. Die Patienten müssen beim Beobachten genau aufpassen, welches farbige Tuch für welche Fläche benutzt wird. Dies ist für manche (desorientierte) Patienten nicht einfach. Ein bettlägeriger Patient, der beobachtet, wie eine Reinigungskraft drei verschiedenfarbige Tücher mit ins Patientenbadezimmer nimmt, um korrekt zu arbeiten (blau für Inventar z. B. Spiegelschrank, gelb für Fliesen etc., rot für die Toilette), weiß nicht, welches Tuch für welche Fläche benutzt wird.

Zu hinterfragen wäre, ob es denn nicht einfacher und leichter zu merken ist, wenn immer ein frisches Tuch genommen wird, welches je nach Flächengröße gefaltet, nur für eine Fläche benutzt und danach in die Wäsche gegeben wird – das Tuch wird nicht wieder eingetaucht!

Die Reinigungstücher in Reinigungs- oder Desinfektionslösung anzufeuchten, wird bisher immer noch häufig mit zweierlei Techniken durchgeführt (▶ Abschn. 6.1: Handschuhmanagement).

- Eine bestimmte Anzahl von Reinigungstüchern wird in die Eimer gegeben, sodass diese Tücher quasi in den Eimern schwim-

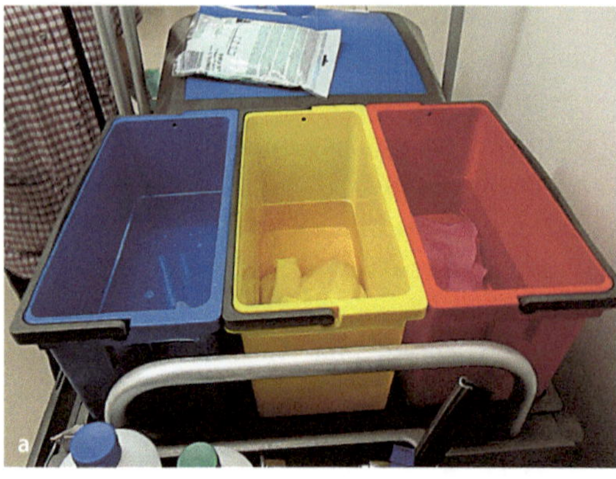
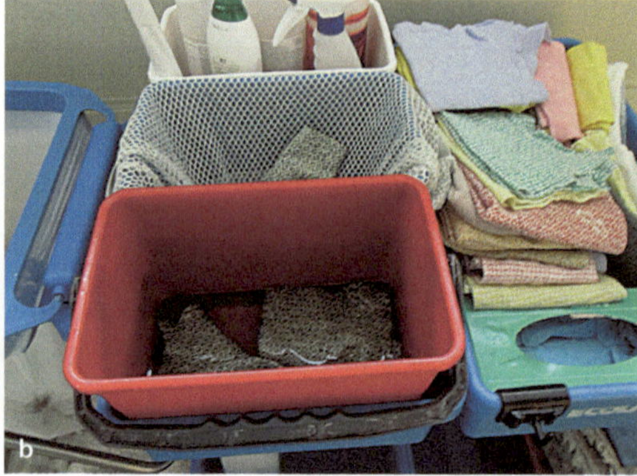

Abb. 6.15a, b Negativbeispiele: Tücher in Reinigungs- oder Desinfektionslösung schwimmend.

men und je nach Bedarf mit kontaminierten Handschuhen entnommen werden (Abb. 6.15).
- Trockene Tücher werden mit kontaminierten Handschuhen (ohne Handschuhwechsel) in der Lösung angefeuchtet.

Werden textile Reinigungstücher eingesetzt, ist die Lagerung der Reinigungstücher in gefalteter Form empfehlenswert. Dann wird eine genau bemessene Menge Reinigungs- oder Desinfektionslösung in den Eimer gegeben. Die Tücher saugen sich zur Arbeitsnässe voll. So kann gezielt jeweils nur ein arbeitsfeuchtes Tuch mit frischen Einmalhandschuhen von oben entnommen werden (Abb. 6.16).

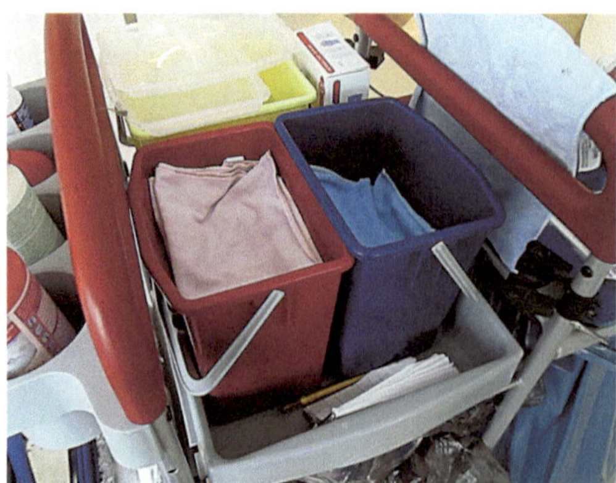

Abb. 6.16 Korrekt: Gefaltete, vorbefeuchtete Tücher

Dies hat gegenüber der oben genannten Methode zwei Vorteile:
- Es wird verhindert, dass mit kontaminierten Handschuhen in Reinigungs- oder Desinfektionslösung gefasst wird, um ein bereits darin liegendes Reinigungstuch zu entnehmen und damit die Lösung kontaminiert wird.
- Es kann nicht mehr vorkommen, dass mit kontaminierten Handschuhen ein frisches Tuch in bakteriell verunreinigter Reinigungs- oder Desinfektionslösung eingetaucht und damit kontaminiert wird.

6.5.2 Einmalvlies-Reinigungstücher

In der Regel wird vom Pflegepersonal die Desinfektion patientennaher Flächen mit Desinfektionsmittel getränkten Einmalvliestüchern sog. Wipes durchgeführt.

Es spricht nichts dagegen, dass auch der Reinigungsdienst mit Wipes die patientennahen Flächen reinigt oder eine Wischdesinfektion durchführt.

Eine Studie zeigte, dass die Summe einzelner Faktoren wie Materialbeschaffenheit, Flüssigkeitsgehalt des Tuches und Alkoholanteil im Desinfektionsmittel für die Qualität einer Flächendesinfektion entscheidend sind. Hochwer-

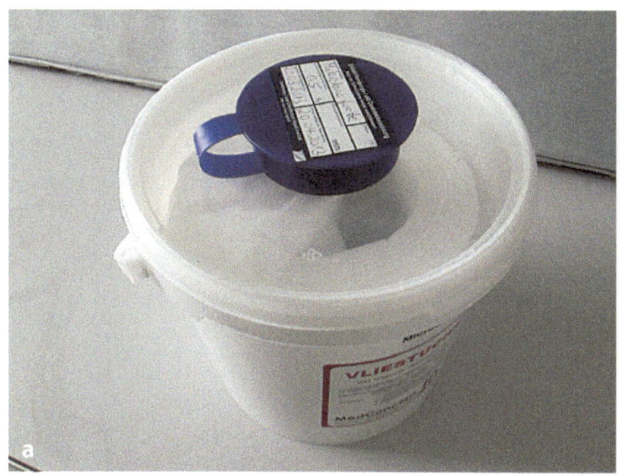
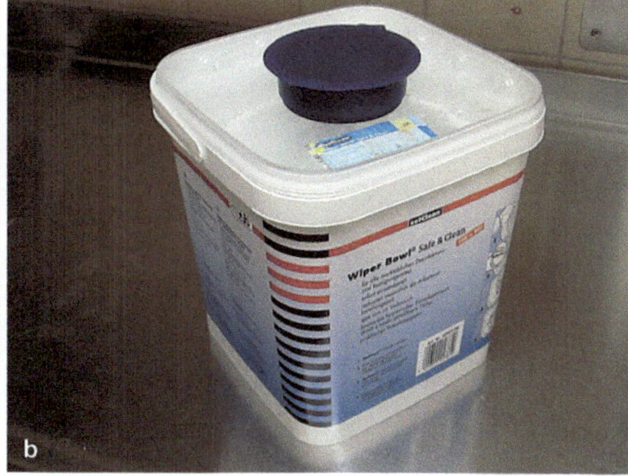

Abb. 6.17a, b Spendesysteme für Einmalvliestücher in rundem und eckigem Behälter mit transparentem Deckel

tige Vliestücher, z. B. aus Polyester (PET-Vlies), sind besser geeignet als Zellulose. Die PET-Fasern geben mehr Flüssigkeit an die zu bearbeitende Oberfläche ab. Niedrigalkoholische Vliestücher sind besser geeignet als hochalkoholische (Schweins et al. 2015).

Aktuell werden Tuchspendesysteme in gebrauchsfertigen flexiblen Plastikbehältnissen mit integrierter Öffnung zum Entnehmen der Tücher und fest verschließbarem Deckel von verschiedenen Herstellern angeboten. Gerne benutzt werden auch feste Plastikbehältnisse als Umgefäß, in die eine Rolle Vliestücher in flexiblen Einmalplastikbehältnissen gegeben werden. Auf diese Weise entfällt die Desinfektion der Innenwand des festen Plastikbehältnisses vor der Wiederbefüllung (Abb. 6.17).

Die Vliestücher können unterschiedliche Materialeigenschaften haben, die Einfluss auf die Absorption von Desinfektionsmittel in das Vliestuch nehmen.

» Werden Wischutensilien in Maschinen oder Wannen mit dem Desinfektionsmittel vorbenetzt und bis zum Einsatz so gelagert (sog. Vortränkungssysteme) kann es zu einer Absorption von Wirkstoffen an die Wischutensilien kommen, wodurch der Wirkstoff zur Desinfektion nicht mehr zur Verfügung steht. Bei diesem Vorgehen muss daher das Material der eingesetzten Wischutensilien entsprechend auf das eingesetzte Desinfektionsmittel abgestimmt sein, um die Wirksamkeit zu gewährleisten. (Exner 2012)

Tab. 6.1 Kritische Punkte bei Tuchspendesystemen

Kritische Punkte bei der Anwendung von Tuchspendersystemen im Vortränksystem	Empfohlene Maßnahmen
Mangelnde Kompatibilität des Tuchmaterials mit dem Desinfektionsmittel	Herstellerangaben beachten.
Wirksamkeitsverlust bei langen Standzeiten	Herstellerangaben beachten. Ggf. Prüfung der Wirksamkeit – Abklatsch.
Wirksamkeitsverlust durch Austrocknung der Tücher	Deckel muss immer nach Entnahme geschlossen werden.
Kontamination von Tüchern, die aus Eimern herausragen	Deckel muss immer nach Entnahme geschlossen werden.

Tab. 6.2 Beispiel einer Tabelle für die Dosierung von Hand

Liter (l)	0,25% Lsg. (ml)	0,5% Lsg. (ml)	1% Lsg. (ml)	1,5% Lsg. (ml)	2% Lsg. (ml)	3% Lsg. (ml)	5% Lsg. (ml)	10% Lsg. (ml)
0,5	1,25	2,5	5	7,5	10	15	25	50
1	2,5	5	10	15	20	30	50	100
2	5	10	20	30	40	60	100	200
3	7,5	15	30	45	60	90	150	300
4	10	20	40	60	80	120	200	400
5	12,5	25	50	75	100	150	250	500

Auf dem Markt sind zahlreiche Tuchqualitäten erhältlich. Deshalb ist darauf zu achten, dass nur die Vliestücher verwendet werden, die der Desinfektionsmittelhersteller selbst getestet hat. Dies ist in der Gebrauchsanweisung z. B. mit der Formulierung »am Tuch getestet« vermerkt.

Bedenken

Die Tuchspendesysteme finden eine breite Anwendung und hohe Akzeptanz beim Pflegepersonal im stationären und im diagnostischen Bereich, vor allem zur Wischdesinfektion patientennaher Flächen. Bei der Verwendung dieser Tuchspendesysteme ist auch zur Anwendungsdauer die Herstellerangaben zu beachten, in der Regel 28 Tage.

Tipp

Durch die Benutzung der Vliestuchspendesysteme wird die gesamte Problematik der Keimverbreitung über kontaminierte textile Reinigungstücher und kontaminierte Desinfektionsmittellösungen minimiert.
Außerdem würde durch das Verzichten von Eimern mit darin schwimmenden Tüchern viel Geld gespart werden können. Die Eimer werden nach der Reinigungs- oder Desinfektionstätigkeit immer entleert. Aus Beobachtungen ist bekannt, dass gut 50% der anfangs eingefüllten Flüssigkeiten wieder weggeschüttet werden.

6.5.3 Dosierung von Desinfektionsmitteln

Dosiergeräte

Zentral gesteuerte Dosieranlagen sollten nicht mehr benutzt werden. Hier sind die langen Leitungswege anfällig für Verkeimungen. Es sind dezentrale Dosieranlagen vorzuziehen. Bei der Benutzung von Desinfektionsmittel ist auf die genaue Einhaltung der Konzentration zu achten. Idealerweise sollten nur vollautomatische Dosieranlagen für Desinfektionsmittel benutzt werden, bei denen die Einstellung der Dosierung ausschließlich autorisierten Personen vorbehalten ist.

Die Wartung der Geräte muss mindestens einmal pro Jahr und bei Bedarf vorgenommen werden. Es sollte auch darauf geachtet werden, ob der Servicevertrag eine mikrobiologische Prüfung des Gerätes beinhaltet (KRINKO 2004).

Filter für dezentrale Dosieranlagen ▶ Kap. 7.

Dosierung von Desinfektionsmittel per Hand

Sind keine Dosieranlagen vorhanden, muss die genaue Dosierung von Hand hergestellt werden. Hierbei kann eine Dosiertabelle hilfreich sein (Tab. 6.2). Die Dosiertabelle kann laminiert zusammen mit Reinigungs- und Desinfektionsplänen am Reinigungswagen befestigt werden. So ist gesichert, dass auch Aushilfskräfte aktuell informiert sind. Beim Ansetzen einer Desinfektionslösung ist zunächst kaltes Wasser in den Behälter zu füllen und anschließend die genau bemessene Menge Desinfektionsmittel hinzuzugeben. Beim Ansetzen von Desinfektionsmitteln ist Schutzkleidung und Schutzbrille zu tragen. Behältnisse mit aldehydhaltigen Desinfektionsmitteln sind abzudecken. Grundsätzlich müssen Behältnisse mit Desinfektionsmitteln mit einem Deckel versehen sein.

Literatur

AQL (2007) Denkeler Qualitätsmanagement

Bunzel W. Chemikalienschutzhandschuhe richtig auswählen. Hand- und Hautschutz, BG Chemie

Exner M (2012) Empfehlung zur Kontrolle kritischer Punkte bei der Anwendung von Tuchspendersystemen im Vortränksystem für die Flächendesinfektion. Desinfektionsmittelkommission im VAH unter Mitwirkung der »4+4-Arbeitsgruppe«. Hyg Med 11: 468–470

Kampf G (2008) Clostridium difficile – was ist für eine effiziente Desinfektion zu beachten. HygMed 33:4

KRINKO (2000) Händehygiene 2.1. Nicht desinfizierte Schutzhandschuhe. Bundesgesundheitsblatt

KRINKO (2004a) Anforderungen an Gestaltung und Betrieb von dezentralen Desinfektionsmittel, Dosiergeräten. Bundesgesundheitsblatt

KRINKO (2004b) RKI-Anforderungen an die Hygiene bei der Reinigung und Desinfektion von Flächen. 4.1 Verhinderung von Keimverbreitung durch Reinigungs- und Desinfektionslösungen- Geräte,- Utensilien, Tücher und Wischbezüge. Bundesgesundheitsblatt

KRINKO (2015) Infektionsprävention im Rahmen der Pflege und Behandlung von Patienten mit übertragbarer Krankheiten. Bundesgesundheitsblatt

Schweins M, Steigmaier T, Gresser GT (2015) Einflussfaktoren auf die Flächenleistung wirkstoffgetränkter Einmal-Wischtücher zur Reinigung und Desinfektion im medizinischen Bereich. Hyg Med 40 (4): 144–149

TRBA 250 (2015) TRBA 250 (2014a) Technische Regeln für Biologische Arbeitsstoffe. Biologische Arbeitsstoffe im Gesundheitswesen und in der Wohlfahrtspflege. 3.4.2 Beschreibung der Schutzstufen. Schutzstufe 2. Bundesarbeitsblatt

Verband Deutscher Sicherheitsingenieure e. V. – VDSI. Normen für Schutzhandschuhe

Hygieneanforderungen in speziellen Bereichen

L.C. Weber

L.C. Weber, *Reinigungsdienste und Hygiene in Krankenhäusern und Pflegeeinrichtungen*,
DOI 10.1007/978-3-662-52723-8_7,

7.1 Stationsservice und Umgang mit Lebensmitteln

Ein Reinigungsdienst, der auch im Servicebereich Aufgaben als Dienstleiter übernimmt, also Speisen verteilt (Vertrieb von Lebensmitteln) oder z.B. Brote richtet (Verarbeitung von Lebensmitteln), arbeitet als ein Lebensmittelsubunternehmen.

In diesen Fällen gelten für das Personal des Reinigungsdienstes, welches Servicetätigkeiten übernimmt, die bestehenden Rechtsvorschriften und fachlichen Standards für Lebensmittelunternehmen für Betreiber von Küchen in Krankenhäusern und Pflegeeinrichtungen.

Lebensmittelunternehmen sind nach der EU-Verordnung 852/2004 EG alle Unternehmen, die eine mit der Produktion, der Verarbeitung und dem Vertrieb von Lebensmitteln zusammenhängende Tätigkeit ausführen. Somit fallen alle Personen, die in Stationsküchen, in Krankenhäusern oder Pflegeeinrichtungen arbeiten (Servicekräfte) unter das Lebensmittelschutzgesetz und benötigen ein Basiswissen über Lebensmittelhygiene.

Personen, die in einem Lebensmittelbetrieb beschäftigt sind, müssen im Umgang mit Lebensmitteln auf persönliche Hygiene und Sauberkeit achten. Das RKI legt im Besonderen fest, dass die Regeln des HACCP-Konzepts (»hazard analysis and critical control point«) sowie § 42 und § 43 IfSG Beachtung finden.

Die verantwortliche Objektleitung hat zu gewährleisten, dass Mitarbeiter, die mit Lebensmitteln arbeiten, entsprechend ihrer Tätigkeit überwacht, in Fragen der Lebensmittelhygiene angewiesen und regelmäßig geschult werden. Vor Beginn müssen alle im Servicebereich eingesetzten Mitarbeiter an einer Belehrung des Gesundheitsamtes mit Bescheinigung teilnehmen (RKI 2006).

»Diese Belehrung ist vor der Aufnahme der Tätigkeit durchzuführen und darf nicht älter als drei Monate sein« (IfSG 2006).

Der Arbeitgeber, in diesem Fall das externe Reinigungsunternehmen oder bei Anstellung direkt die Einrichtung, ist verpflichtet, alle zwei Jahre über Tätigkeitsverbote, Verpflichtungen und die Vermeidung von Infektionsübertragungen im Umgang mit Lebensmitteln zu belehren. Umfassende Informationen über alle Risiken, die mit der Verarbeitung von und dem Umgang mit Lebensmitteln verbunden sind, sind schriftlich und verständlich, in der jeweiligen Muttersprache der Servicekräfte vorzuhalten (IfSG 2006).

Wechseln Mitarbeiter von Reinigungsarbeiten zu Servicetätigkeiten, ist eine gründliche Händedesinfektion durchzuführen sowie die Arbeitskleidung zu wechseln.

7.2 Patientenzimmer

Bei den im Folgenden beschriebenen Tätigkeiten ist Schutzkleidung zu tragen. Die Schutzkleidung kann bestehen aus Haarschutz, Mund- und Nasenschutz, Schutzkittel und Einmalhandschuhen (■ Abb. 7.1). Die Zusammensetzung der Schutzkleidung ist im Hygieneplan festgelegt.

7.2.1 Patientenbettenaufbereitung

Kostenintensive »Bettenzentralen« mit Desinfektionsautomaten wie in den 1970-er Jahren gehören der Vergangenheit an. Heute werden in der Regel die Betten dezentral – im Patientenzimmer – oder in einem separaten Raum von Hand aufbereitet.

Schutzkleidung

anlegen

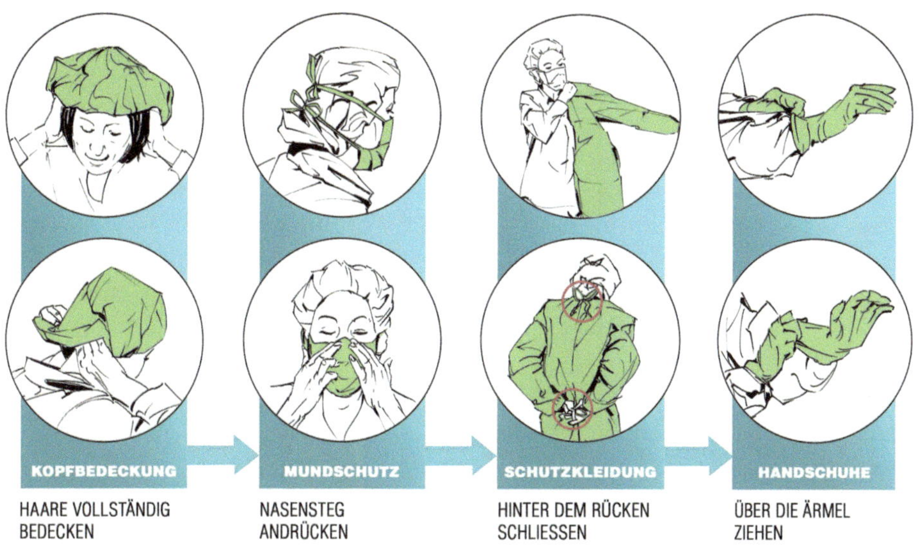

ablegen

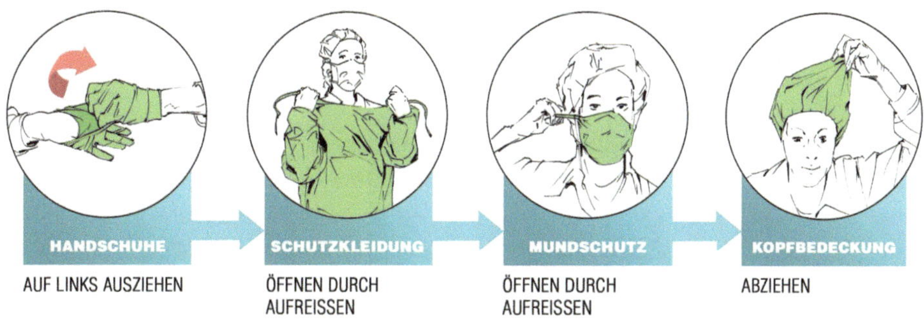

ABSCHLIESSEND

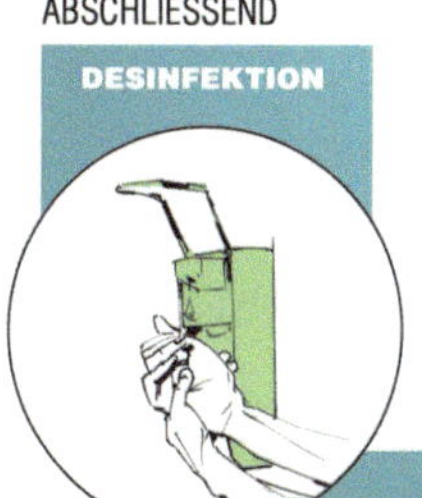

Abb. 7.1 Schutzkleidung an- und ablegen. (© Grafik: Universitätsklinikum Essen, mit freundlicher Genehmigung)

Tipp

Stationsflure sollten nicht zur Bettenaufbereitung benutzt werden. Hier wäre nicht auszuschließen, dass durch kontaminierte Bettwäsche beim Wäschewechsel die Umgebung des »Aufbereitungsplatzes« kontaminiert wird durch z. B. ein vorbeifahrendes Bett. Außerdem würde das Bettenteam während der Aufbereitung auf dem Flur ständig durch Transportdienste, Personenverkehr, Visite u. a. im Arbeitsfluss gestört.

Die Meldelogistik an das »Bettenteam«, wo welche Betten, von welchem Patienten aufzubereiten sind, ist gut zu organisieren. Werden Betten in Patientenzimmern aufbereitet, ist selbstverständlich darauf zu achten, dass dies nicht während der pflegerischen oder diagnostischen Maßnahmen vorgenommen wird. Dies erfordert z. T. hohe Flexibilität vom Bettenteam.

Hinweise zur Bettenaufbereitung

In den vergangenen Jahren wurden Patientenbetten bei Patienten, bei denen keine Infektion oder Kolonisation mit multiresistenten Erregern bekannt war oder vorlag, lediglich gereinigt. Dieser Vorgang lief unter der Bezeichnung »Aufbereitung wie ein Hotelbett«.

- Vor dem Hintergrund der Zunahme multiresistenter Erreger und asymptomatischer Keimträger empfiehlt die KRINKO 2015:
  »Jeder Patient muss im Krankenhaus ein aufbereitetes, desinfiziertes Bett erhalten, welches mit desinfizierten Inletts (Bettdecke und Kopfkissen) bezogen und mit sauberer Wäsche versehen ist.«
- Patientenbetten werden von oben nach unten wischdesinfiziert.
- Beschädigte Matratzenschonbezüge sind zu erneuern, d. h. sie dürfen nicht geflickt werden.
- Betten von immunsupprimierten Patienten werden täglich im Patientenzimmer wischdesinfiziert. Hierbei ist darauf zu achten, dass die geeigneten Desinfektionsmittel bei speziellen, infektiösen Erkrankungen benutzt werden wie z. B. den Einsatz von Peressigsäure bei Vorkommen von Clostridium difficile (AWMF 2011).

Die Reihenfolge der Arbeitsschritte in der Bettenaufbereitung sowie der Umgang mit Wäsche bei der Bettenaufbereitung sind in ◻ Abb. 7.2 und ◻ Tab. 7.1 zusammengefasst.

7.2.2 Schlussdesinfektion

Zimmer, in denen eine Schlussdesinfektion durchgeführt wird, werden als letztes Zimmer bearbeitet. Bei der Schlussdesinfektion wird das gesamte Bett (einschließlich Matratzenauflage, Bettmechanik, Bettgestell, Fahrgestell) von oben nach unten wischdesinfiziert. Ebenso wird mit

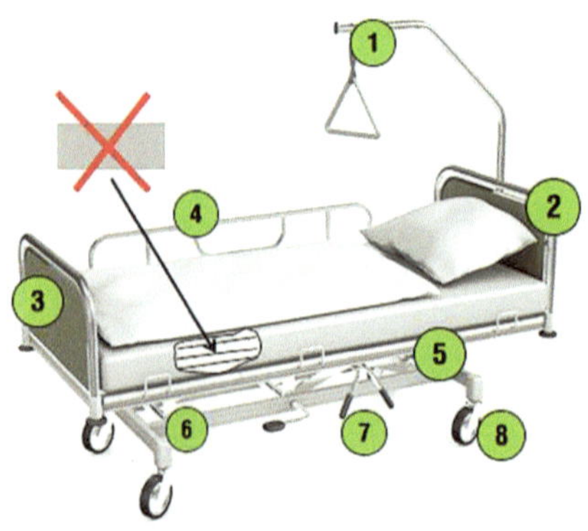

◻ **Abb. 7.2** Reihenfolge der Arbeitsschritte in der Bettenaufbereitung. (© Grafik: P. Hennig/Fa. Visionclean, mit freundlicher Genehmigung)

Tab. 7.1 Umgang mit Wäsche bei der Bettenaufbereitung

Wäsche	Besonderheiten
Die Wäsche wird direkt vor Ort, je nach Textilienbeschaffenheit getrennt, in Wäschesäcke abgeworfen	Ein nachträgliches Sortieren ist nicht gestattet.
Wenn Wäsche stark feucht oder nass ist und mit einem Durchfeuchten der textilen Wäschesäcke zu rechnen ist, ist die Wäsche in Plastiksäcke zu geben	Hierbei ist darauf zu achten, dass Wäsche aus Zimmern mit kolonisierten oder bekannt infektiösen Patienten, je nach Absprache mit externen Dienstleistern oder/und hausinterner Logistik, in farbige Säcke zu geben ist.
Transport von Säcken mit Schmutzwäsche	Die Wäschesäcke sind nur so weit zu füllen, dass sie noch gut zu verschließen sind, d. h. dass das Stück oberhalb des Verschlusses zum Abtransport sicher mit der Hand zu fassen ist.
	Die Wäschesammelwagen sind täglich laut Hygieneplan durch Wischdesinfektion aufzubereiten. Bei Bedarf mit Dampfstrahler reinigen.

dem Nachttisch verfahren. Danach werden das Zimmer, das Patientenbad und zum Schluss der Fußboden wischdesinfiziert.

Bei behördlich angeordneten Entseuchungen (entsprechend § 18 des Infektionsschutzgesetzes) dürfen nur Mittel und Verfahren verwendet werden, die in einer Liste im Bundesgesundheitsblatt (RKI-Liste) bekannt gemacht wurden. Für die prophylaktische Desinfektion in humanmedizinischen Bereichen sollten Desinfektionsmittel ausgewählt werden, die in der VAH-Liste (Verbund für Angewandte Hygiene e. V.) aufgeführt sind.

Immer wieder beobachte ich, dass viele Reinigungsdienste auch bei der Schlussdesinfektion mit der Reinigung und Desinfektion des Patientenbadezimmers und mit der Reinigung der Toilette beginnen. Beachten Sie bitte, dass Noroviren beispielsweise auf Oberflächen bis zu 7 Tage überleben können und somit die Erregerübertragung auf den nächsten Patienten nicht ausgeschlossen werden kann (Kramer et al. 2006).

Den Griff einer Toilettenbürste zu desinfizieren, kann schwer durchführbar sein, wenn dieser mit einem Griffprofil versehen ist. Der nächste Patient, der nach der Schlussdesinfektion das Zimmer bezieht, geht auf die Toilette. Jetzt kommt es darauf an, wie gründlich seine Händehygiene nach der Toilette stattfindet.

Angenommen, die Händehygiene des Patienten ist schlecht, d. h. die Hände werden nach dem Toilettengang nicht oder nicht gründlich gewaschen. Jeder Mensch fasst sich täglich unzählige Male unbewusst etwa in die Mitte des Gesichtes (Nase und Mund). Durch diesen Hand- bzw. Gesichtskontakt werden die Noroviren »geschluckt«, und der neu aufgenommene Patient erkrankt an einer Norovirusinfektion. 10–100 Viren sind ausreichend. Die Norovirusinfektion schuldet der Patient zu Recht der Gesundheitseinrichtung an. Dies wäre eine klassische nosokomiale Infektion.

Maßnahmen bei Schlussdesinfektion nach Noroviruserkrankung

- **Wenn eine Isolierungsmaßnahme eines Patienten aufgrund einer Durchfallerkrankung durch Noroviren stattfand, sollte bei einer Schlussdesinfektion die Toilettenbürste entsorgt und durch eine neue ersetzt werden.**

- **Diese Maßnahme sollte auch bei anderen Erkrankungen, die mit Diarrhö einhergehen, durchgeführt werden.**
- **Die Toilettenbürste und die Toilettenpapierrolle, die in Benutzung ist, sind ebenfalls zu entfernen.**
- **Der Einmalhandtuchspender muss nicht vollständig entleert werden. Es ist ausreichend, wenn an der Entnahmestelle ca. 5 Handtücher gezogen und verworfen werden.**

Patientenzimmer im Isoliermodus werden generell als letztes Zimmer einer Station bearbeitet. Der benutzte Mopphalter sollte immer nach Arbeiten in einem Isolierzimmer, auch nach einer Schlussdesinfektion, in einen Plastikbeutel gepackt und zur Aufbereitung gebracht werden. Hier wird der Mopphalter gründlich manuell mit dem Desinfektionsmittel wischdesinfiziert, mit dem auch im Zimmer gearbeitet wurde (◻ Abb. 7.3).

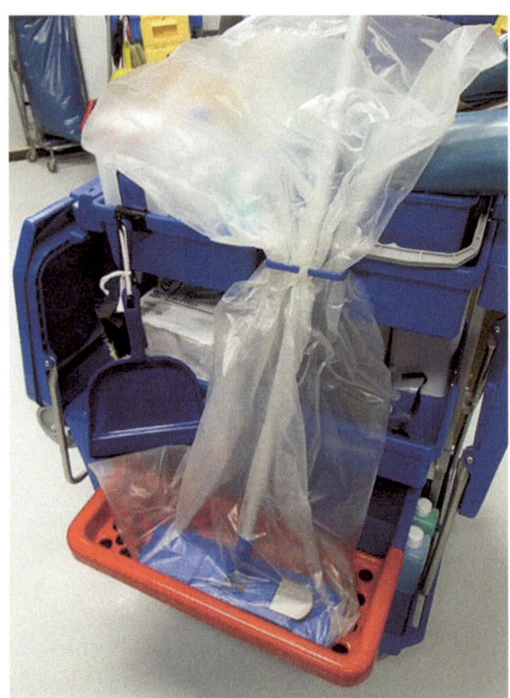

◻ **Abb. 7.3** Nach der Schlussdesinfektion: Mopphalter in einem Plastiksack für den Transport zum Waschraum

> **Bei laufender und Schlussdesinfektion ist durch korrekte Aufbereitung der Reinigungsutensilien direkt nach Gebrauch sicherzustellen, dass Mikroorganismen nicht verbreitet werden (KRINKO 2015).**

Eine Schnellübersicht über Desinfektionsmaßnahmen in Isolierzimmern kann in Schulungen als generelle Information benutzt werden. Das gibt eine schnelle Orientierung und Sicherheit bei Arbeiten in den Isolierzimmern. Die Schnellübersicht sollte unbedingt mit der Hygieneabteilung auf Übereinstimmung mit dem Hygieneplan besprochen werden (◻ Abb. 7.4).

7.2.3 Dokumentation und Meldelogistik bei Isolierungsmaßnahmen

Im Zusammenhang mit Isolierungsmaßnahmen ist eine lückenlose Dokumentation wichtig. Bei der laufenden Flächendesinfektion in einem Patientenzimmer eines kolonisierten oder infektiösen Patienten wird täglich die patientennahe Umgebung wischdesinfiziert. Ob der Fußboden täglich wischdesinfiziert wird, hängt vom Hygienemanagement des Krankenhauses oder der Pflegeeinrichtung ab und ist im Hygieneplan hinterlegt. Bei einer Schlussdesinfektion nach Beendigung einer Isolierungsmaßnahme muss zusätzlich auch der Fußboden wischdesinfiziert werden. Hier ist eine gute Informationslogistik notwendig.

> **Aufgrund von Missverständnissen in der Kommunikation können Mitarbeiter und Patienten der Gefahr einer infektiösen Erkrankung ausgesetzt werden. Eine eindeutige Kommunikation im Zusammenhang mit der Schlussdesinfektion von Isolierzimmern ist besonders wichtig.**

Reinigungs - und Desinfektionsmaßnahmen	MRSA	Noroviren	C. difficile	VRE	MRGN 3/4
Laufende Desinfektion der patientennahen Flächen	Ja Allgemeinstation 1x täglich Intensivstation mehrmals täglich	Ja Patiententoiletten, Nachtstuhl, auch Personaltoiletten **Wischdesinfektion** **Peressigsäure**	Ja Allgemeinstation 1 x täglich **Wischdesinfektion** **Peressigsäure** Intensivstation Mehrmals täglich	Ja Allgemeinstation 1 x täglich Intensivstation mehrmals täglich	Ja Allgemeinstation 3 x täglich Intensivstation mehrmals täglich
Laufende Desinfektion des Fußbodens	Nein	Nein	Nein	Nein	Ja
Schlussdesinfektion	Ja	Ja Peressigsäure	Ja Peressigsäure	Ja	Ja

Abb. 7.4 Beispiel einer Schnellübersicht zur Orientierung für Isolierungsmaßnahmen und bei Kolonisation des Patienten (am oder im Reinigungswagen oder im Waschraum positioniert). Reinigung und/oder Desinfektion nach Rücksprache mit der Hygieneabteilung bzw. nach Hygieneplan

Dazu ein Hinweis:

Das beginnt mit der Kennzeichnung der »Isolierzimmer« mit dem üblichen Schild »Vor dem Betreten des Zimmers bitte beim Pflegepersonal melden«.

Nicht selten betritt und bearbeitet die Reinigungskraft ein Patientenzimmer als »normales« Zimmer und erfährt erst später, dass der Patient in diesem Zimmer z. B. wegen Clostridium difficile mit Inkontinenz einer Isolierungsmaßnahme unterzogen wurde. Wenn nun die Reinigungskraft das Isolierzimmer wie ein normales Patientenzimmer bearbeitet hat und bereits im nächsten Patientenzimmer arbeitet, kann nicht ausgeschlossen werden, dass es zu einer Keimverschleppung kommt: eine Gefahr für die Reinigungskraft und die Patienten.

Oder der Patient ist bereits entlassen, die Reinigungskraft hatte keine Information, und im Zimmer wurde keine Schlussdesinfektion durchgeführt. Das bedeutet, der nächste Patient bekommt ein kontaminiertes Zimmer zugewiesen.

Dokumentation von Schlussdesinfektionen

Eine Schlussdesinfektion sollte lückenlos dokumentiert werden: wer hat, mit welchem Desinfektionsmittel, in welcher Konzentration, wann die Schlussdesinfektion durchgeführt. Vom Antrag zur Desinfektion über das Handzeichen der Reinigungskraft bis zum Handzeichen des Objektleiters des Reinigungsunternehmens bzw. bei internen Reinigungsdiensten der Hauswirtschaftsleitung. Kommt es später zu einer Ausbruchssituation, kann dies bei der Klärung der Übertragungswege hilfreich sein. Ein Muster für die Kommunikation bei Desinfektionsarbeiten zeigt Abb. 7.5.

Dokumentationsprozess bei Desinfektionsarbeiten in Patientenzimmern für den Reinigungsdienst

Bekanntgabe der Isolierungsmaßnahme

Auf Station ______________________ wird das Patientenzimmer Nr. ____________ ab sofort als Isolierzimmer ausgewiesen.

Reinigungsdienst informiert telefonisch/ Name: ________________________________ am ______

Bestätigung- Reinigungsdienst/ Name: ____ am ______

Beendigung der Isolierungsmaßnahme

Schlußdesinfektion angemeldet von: ______________________ ____________ __________

Name Datum Unterschrift

Auf Station _________________ ist am: _________ eine **Schlussdesinfektion** durchzuführen.

Desinfektionsmittel ____ % ________

Zimmer Nummer: __________ infektiöser Erreger _______________________________________

Besondere Hinweise:

- Die Schlussdesinfektion ist am Morgen durch die Stationsleitung oder deren stellvertretung der Hauswirtschaftsleitung bzw. Leitung Reinigungsdienst telefonisch und schriftlich (s.o.) mitzuteilen.
- Dieses Anforderungsformular ist der Reinigungskraft zu übergeben. Diese unterschreibt das Formular nach Erhalt und leitet es an die Leitung Reinigungsdienst oder Hauswirtschaftsleitung weiter. Diese überprüft die Schlussdesinfektion.
- Die Schlussdesinfektion erfolgt immer als letztes Zimmer. Danach darf der benutzte Mopphalter nicht weiter benutzt werden. Die Moppaufspannvorrichtung wird zum Transport in einen Plastiksack gegeben, der Stiel des Mopphalters vor Ort wischdesinfiziert, im Reinigungsmittelaufbereitungsraum wird der gesamte Mopphalter gründlich gereinigt und nochmals wischdesinfiziert.

Die Desinfektion wurde ausgeführt von:

Name: ______________________________________ am ________________________________

Unterschrift: _______________________________ Zeit: von ____________ bis __________ Uhr

Der Objektleiter/ die Hauswirtschaftsleitung: ___________________________ Datum: __________

Abb. 7.5 Dokumentationsprozess bei Desinfektionsarbeiten

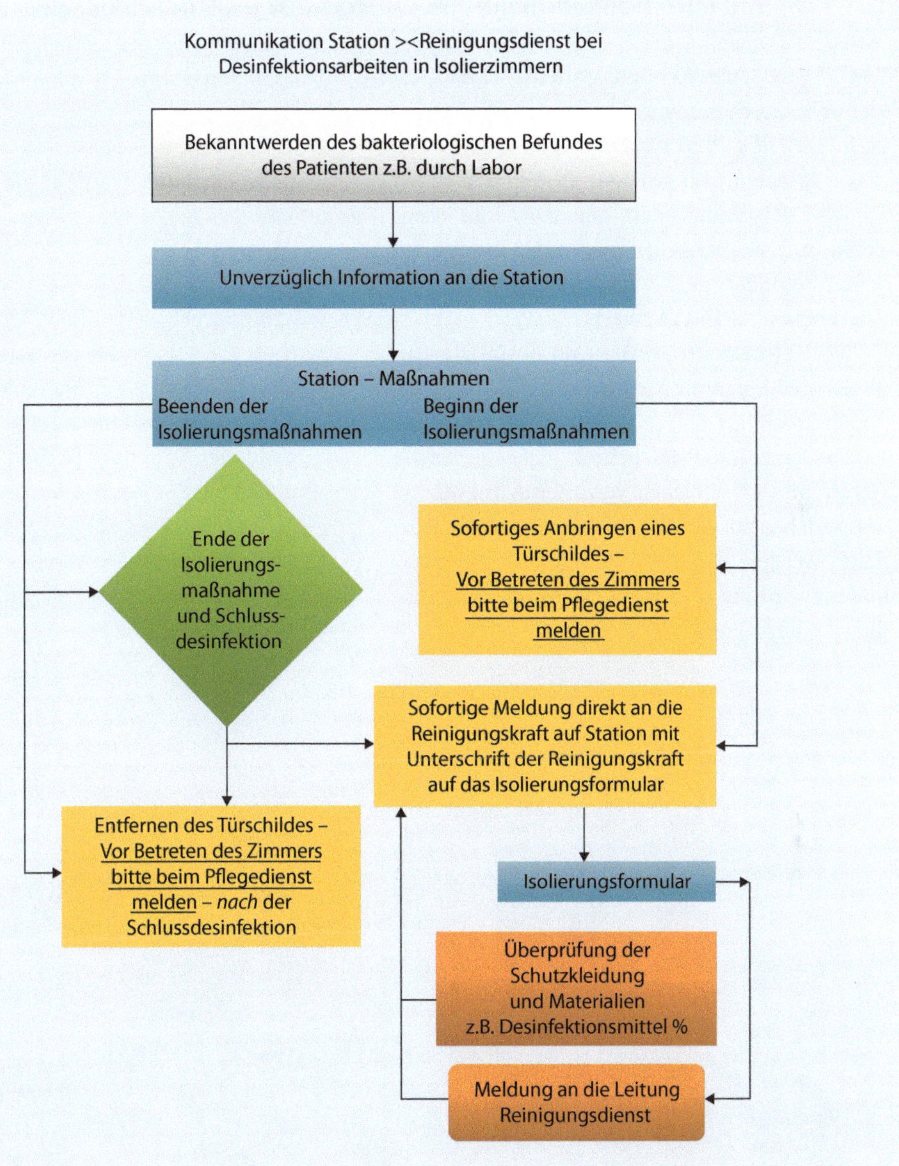

Abb. 7.6 Kommunikation Station – Reinigungsdienst bei Desinfektionsarbeiten in Isolierzimmern

Tipp

Zum Verständnis der Mitarbeiter in Reinigungsdiensten kann das Vorgehen des Ablaufs von Desinfektionsarbeiten in Isolierzimmern zu Beginn und am Ende mit einer schematischen Darstellung verdeutlicht werden. Hier kann eine Verfahrensanweisung in der Form eines Workflowblattes hilfreich sein (Abb. 7.6).

7.3 OP und Funktionsbereiche

Die Tätigkeit eines Reinigungsdienstes im OP ist klar abzusprechen mit der Leitenden OP-Pflegekraft. Im OP sollten ausschließlich Reinigungskräfte arbeiten, die sich gut in der deutschen Sprache verständigen können. Das RKI empfiehlt, in Risikobereichen wegen der Infektionsgefahr besonders geschultes Personal permanent einzusetzen (KRINKO 2000).

Der Pflegedienst reinigt und desinfiziert in der Regel die gesamte Medizintechnik, Monitore, Touchscreens etc.

Die leitende OP-Pflegekraft legt fest, welche Geräte und Oberflächen vom Reinigungsdienst und welche vom OP-Pflegepersonal wischdesinfiziert werden. Die Wischdesinfektion des Fußbodens wird im Allgemeinen vom Reinigungsdienst vorgenommen (◘ Abb. 7.7).

Im OP trägt der Reinigungsdienst einen Mund-Nasen-Schutz sowie Haarschutz. Einmalhandschuhe – frisch für jeden OP – sind obligat.

Wischdesinfektionen werden wie folgt vorgenommen:

Wischdesinfektionen (KRINKO 2000)

- Nach jeder Operation (**Zwischendesinfektion**) werden die Patientenkontaktflächen wischdesinfiziert, ebenso die **begangenen Fußbodenflächen.** Nach Abtrocknung des Desinfektionsmittels kann der Fußboden wieder benutzt werden.
- Am Ende des OP-Programms (**Schlussdesinfektion**) wird eine Wischdesinfek-

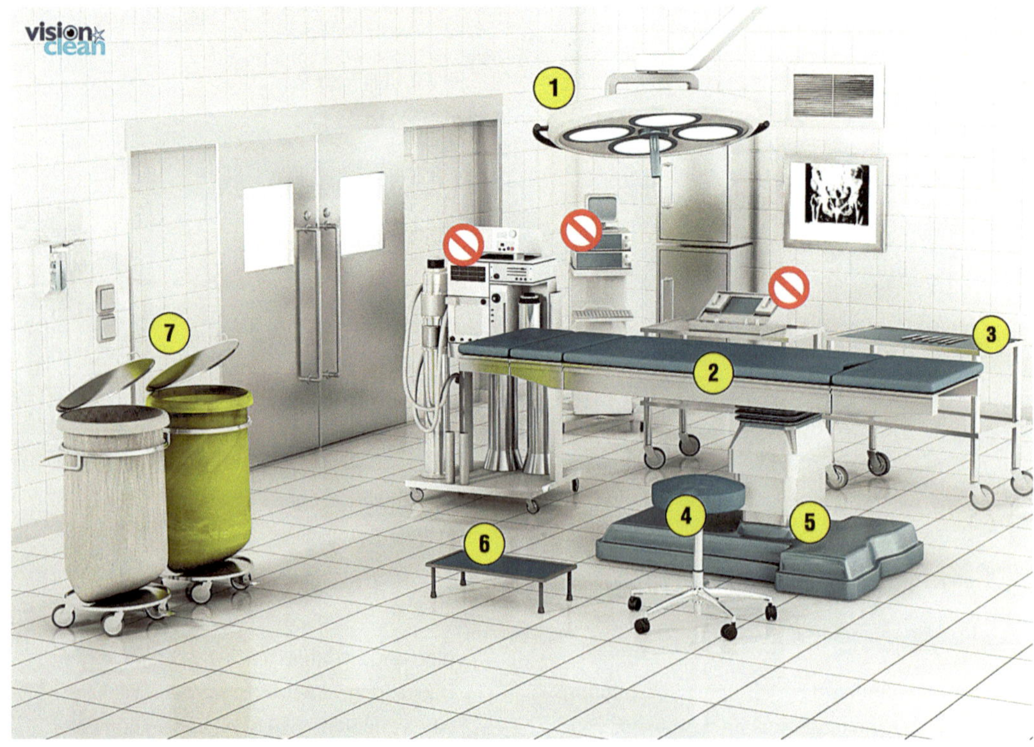

◘ **Abb. 7.7** Reihenfolge der zu bearbeitende Flächen und Gegenstände zwischen den OPs. (© Grafik: P. Hennig/Fa. Visionclean, mit freundlicher Genehmigung)

tion der gesamten **begehbaren Fußbodenflächen** durchgeführt. Wenn dazu Maschinen benutzt werden, ist in den Frisch- und Brauchwassertanks der Maschinen nach Arbeitsende bzw. regelmäßig eine Wischdesinfektion durchzuführen. Die Tanks sind danach bis zum nächsten Befüllen bzw. Einsatz offen trocken stehen lassen.

- Eine tägliche, routinemäßige Desinfektion der Wände ist nicht vorgeschrieben. OP-Wände sollten nur bei sichtbarer Kontamination wischdesinfiziert werden, ansonsten ist eine Reinigung in regelmäßigen Abständen, z. B. zweimal im Monat, ausreichend.
- Bei der Zwischen- und Schlussdesinfektion kann z. B. eine Reinigungskraft die Beistelltische und horizontalen Flächen von oben nach unten mit Einmaltüchern wischdesinfizieren. Eine zweite Reinigungskraft führt die Fußbodendesinfektion durch, indem sie kreisförmig zur OP-Säule hin arbeitet. Die Reinigungskraft, die mit Einmaltüchern arbeitet, wirft die benutzten Tücher in die Raummitte zur OP-Säule, wo sie mit der Fußbodendesinfektion aufgenommen werden.
- Mopps für Kontaminationsnotfälle (z. B. nächtliche Notoperationen) sollten zum Einsatz auf den Reinigungswagen bereitgehalten werden.

7.4 Reinigung und Desinfektion von Zimmern mit immunsupprimierten Patienten

Immunsupprimierte Patienten auf den in der Übersicht zusammengefassten Stationen sind besonders gefährdet durch Krankheitserreger, insbesonders durch multiresistente Krankenhauserreger. Die KRINKO empfiehlt, für diese Abteilungen und die hohen Anforderungen von Hygienefachpersonal geschultes Reinigungspersonal mit angemessener Stundenzahl zur Verfügung zu stellen.

Immunsupprimierte Patienten

- Intensivstation
- Neonatologie
- Brandverletztenstation
- Knochenmark- und Organtransplantation
- Onkologie

Es ist wichtig, dass das Reinigungspersonal spezielle Instruktionen des Behandlungsteams (Ärzte, Pflegefachkräfte) sowohl verstehen als auch umsetzen kann (KRINKO 2010).

Auf diesen Stationen oder Abteilungen dürfen nur Reinigungskräfte arbeiten, die frei von infektiösen Erkrankungen, Erkältung, Fieber sowie Durchfallerkrankungen sind.

Unabhängig davon, um welche Station mit immunsupprimierten Patienten es sich handelt, sollten die in Tab. 7.2 dargestellten Vorgehensweisen in Verfahrensanweisungen Standard sein. Wasserfilter an Wasserhähnen sind obligat, an dezentralen Dosieranlagen wäre das ein zusätzliches Plus an Sicherheit.

Auf den in der Übersicht (s. oben) genannten Stationen sollten die Reinigungswagen, die auf diesen Stationen zum Einsatz kommen, vor Ort verbleiben. Die Wagen sollten großzügig abgedeckt auf den Stationen in einem Raum (nicht auf dem Flur und nicht im Pflegearbeitsraum) geparkt werden. Die arbeitstägliche Reinigung des Wagens und des Mopps sind analog zu den Empfehlungen in ▶ Kap. 5 durchzuführen.

Vor Betreten des Zimmers wird die Schutzkleidung angelegt, die der Hygieneplan vor-

Tab. 7.2 Vorgehensweisen in Verfahrensanweisungen bei immunsupprimierten Patienten

Tätigkeit, Arbeitsgerät	Verfahrensanweisungen
Desinfektion der Zimmer vom Fenster zur Tür und von oben nach unten bzw. wie in ► Kap. 5 empfohlen.	Immer in PSA (persönlicher Schutzausrüstung) Nach dem Ausziehen von Handschuhen immer Händedesinfektion.
Tücher zur Wischdesinfektion patientennaher Flächen – textile Tücher oder Einmaltücher in Desinfektionsmittel getränkt (Wipes).	Mit einem Tuch nur eine Fläche wischdesinfizieren, z. B. ein Tuch für das Patientenbett bis auf Matratzenhöhe, ein frisches Tuch für Rahmen, Hebetechnik und Räder. Ein frisches Tuch für den Nachttisch usw.
Herstellung der Desinfektionslösung zur Desinfektion der patientennahen Flächen mit Textiltüchern und zur Fußbodendesinfektion generell mit gefiltertem Wasser.	Endständige Filter (0,2 μm) an Wasserhähnen oder aus dezentralen Dosieranlagen – auch mit Filter (0,2 μm). Aufbereitete Mopps mit frischen Einmalhandschuhen direkt aus dem Trockner in einen Plastiksack für den Transport auf die Station geben.
Arbeitstäglich gründliche Reinigung der Reinigungswagen und der Mopphalter.	Verfahrensanweisung mit großen Abbildungen, z. B. Mopphalter geöffnet zum Trocknen
Reinigungswagen und Reinigungsutensilien.	Verbleibt (großzügig abgedeckt) auf Station. Parkposition: nicht auf dem Flur, nicht im Pflegearbeitsraum. Reinigungsutensilien, z. B. frisch gewaschene Mopps, staubgeschützt in einem Schrank lagern.
Mitarbeiter im Reinigungsdienst.	Pro Quartal praxisbezogene Schulungen

schreibt. Die Zimmerreinigung ist nach der Vorgehensweise in ► Kap. 6 vorzunehmen.

7.4.1 Gefiltertes Wasser für Desinfektionsarbeiten in Abteilungen mit immunsupprimierten Patienten – ein zusätzliches Plus zur Patientensicherheit

Deutschland hat dank der Trinkwasserverordnung mit das weltweit beste Trinkwasser. Gleichwohl ist kein Trinkwasser keimfrei. Zahlreiche Studien zeigen, dass das Waschen von immunsupprimierten Patienten mit ungefiltertem Leitungswasser eine große Gefahr für den Patienten bedeuten kann. Im ungefilterten Leitungswasser sind unterschiedliche wasserassoziierte Mikroorganismen oder auch Nasskeime (s. Übersicht) nicht auszuschließen. Wenn beim Waschen des Patienten mit ungefiltertem Leitungswasser, z. B. über Durchnässen von Verbänden, die Keime in den Körper des Patienten gelangen, kann es zu lebensbedrohlichen Infektionen kommen.

Nasskeime

- Ps. aeruginosa
- Legionellosen
- Acinetobacter Baumanii
- Klebsiella spp.
- u. a.

Schon vor Jahren wurde dieser Übertragungsweg beschrieben: Auf einer Herztransplantationsintensivstation wurden in Wundinfektionen die gleichen Erreger Legionella spp. (Legionella dumoffii und Legionella pneumophila) nachgewiesen wie im Trinkwasser der Wasserleitung (Lowry et al. 1990).

Bisher wurde davon ausgegangen, dass das Legionellenwachstum bei einer Temperatur von bis zu 42° C, maximal bis 45° C gegeben ist. Ab 60°C würden die Legionellen absterben. Eine Studie zeigte jetzt, dass Legionellen (insbesondere Legionella pneumophila) bei 50°C bis 60°C ein gutes Wachstum aufwiesen (Helmhotz-Zentrum für Infektionsforschung 2015).

Es gibt verschiedene Methoden, in Krankenhäusern die Legionellengefahr zu minimieren. Eine Maßnahme war, die Temperatur im Leitungsnetz zu einer bestimmten Uhrzeit auf 60°C für ca. 5 min hochzufahren (»superheat and flush«). Dies wurde normalerweise in der Nacht, z. B. um 03.00 Uhr, durchgeführt, da angenommen wird, dass zu diesem Zeitpunkt niemand duscht.

> **Letztendlich gibt es keine Methode um Legionellen in einem Leitungsnetz dauerhaft zu eliminieren.**

Die Perlatoren, die standardisiert an Wasserhähnen angebracht sind, sind keine Filter, die die oben genannten Mikroorganismen (sog. Nasskeime) im Wasser zurückhalten können. Vielmehr dienen die Perlatoren zum Aufschäumen des Wassers. Das Wasser wird weich, und der Verbrauch wird gesenkt. Diese Filter sind meistens mit mehrlagigen Sieben versehen, die das Granulat (Ablösungen von der Innenwand der Wasserleitung) aus dem Wasserstrahl zurückhalten. In Ablagerungen der Wasserleitungen bilden sich Biofilme. Auch auf den Perlatoren bildet sich schnell – innerhalb weniger Tage – ein Biofilm, in dem sich die Nasskeime gut vermehren können. Mit zunehmendem Wachstum des Biofilms werden Keime in das fließende Wasser gespült (◘ Abb. 7.8).

In Krankenhäusern und Pflegeeinrichtungen werden immer mehr Wipes zur Flächendesinfektion verwendet. Bei dieser häufigen Nutzung von Wipes werden die dezentralen Dosieranlagen weniger benutzt. Reduzierte Nutzung von Leitungssystemen führt zu Stagnationswasser.

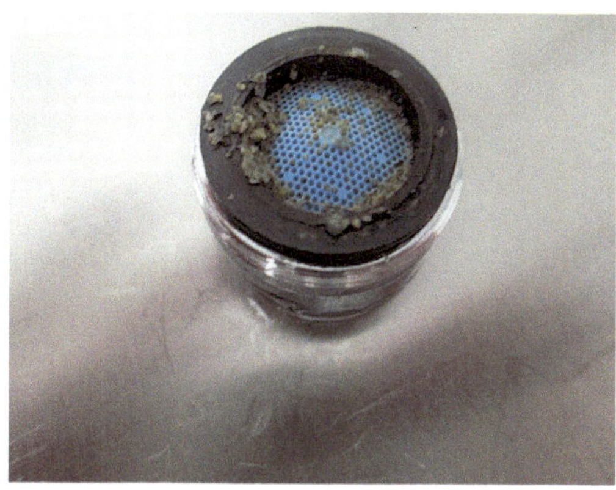

◘ **Abb. 7.8** Perlator mit Sieb und Granulat

> **Stagnationswasser wiederum führt zu einer vermehrten Verkeimung der Wasserleitungen und auch der dezentralen Dosieranlagen.**

In der Regel wird in Abteilungen mit immunsupprimierten Patienten Leitungswasser, mit dem der Patient gewaschen wird, aus mit endständigen Wasserfiltern von 0,2 µm bestückten Wasserhähnen entnommen. Diese Filter sind, z. B. auf Intensivstationen an strategischen günstigen Stellen verteilt, je nach Größe der Abteilung, an mindestens zwei oder drei Wasserhähnen installiert. An diesen Wasserhähnen wird Wasser entnommen z. B. zum Waschen des Patienten oder zur Mundpflege. In anderen Abteilungen, z. B. wie für Schwerbrandverletzte, Knochenmark- und Organtransplantationen sind die Filter an jedem Wasserhahn installiert.

> **Die KRINKO empfiehlt in Abteilungen mit immunsupprimierten Patienten, mit endständigen Filtern von 0,2 µm an Wasserhähnen zu arbeiten (◘ Abb. 7.9). Hier ist auch explizit der Reinigungsdienst erwähnt.**

Wird gefiltertes Wasser aus Wasserhähnen an Waschbecken entnommen, sollte der Abstand zwischen Filter und Waschbeckenboden so groß sein, dass kein Spritzwasser den Filter retrograd

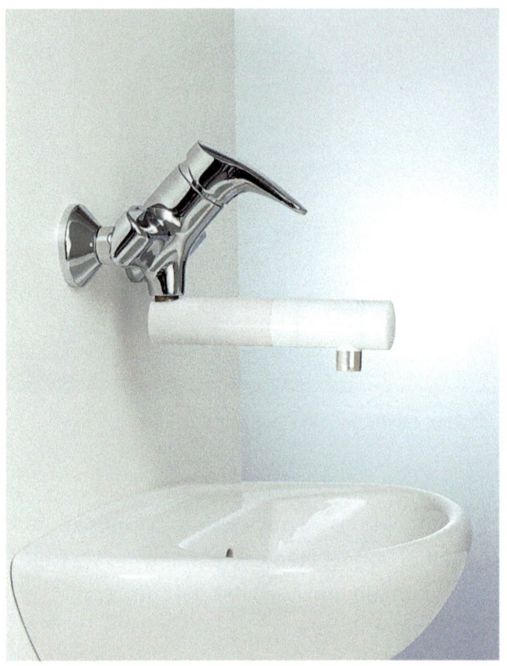

Abb. 7.9 Wasserhahn mit endständigem Filter am Waschbecken. (© Fa. Aqua free Membrane Technology GmbH, mit freundlicher Genehmigung)

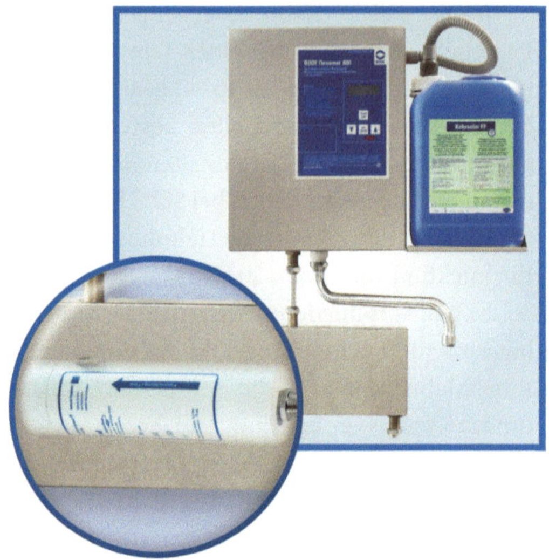

Abb. 7.10 Wasserfilter für dezentrales Dosiergerät zur Herstellung von Flächendesinfektionsmittelkonzentrationen. (© Fa. Aqua free Membrane Technology GmbH, mit freundlicher Genehmigung)

kontaminiert. Beim Füllen eines Gefäßes ist die Stärke des Wasserstrahls sensibel zu handhaben.

Tipp

Um eine retrograde Kontamination durch Spritzwasser zu vermeiden, sollte kein Wasser in das Becken ausgeschüttet werden, an dessen Armatur sich ein endständiger Filter befindet.
Bei der Verwendung von Filtern ist darauf zu achten, dass diese, um eine Kontamination zu vermeiden, mit frischen Einmalhandschuhen montiert und die Oberfläche mit einem frischen Tuch gereinigt werden. Es wird auch eine Personalschulung empfohlen, damit diese Kontamination vermieden wird.

Es ist nicht auszuschließen, dass bei einer Wischdesinfektion patientennaher Flächen mit textilen Reinigungstüchern und Wasser aus einem nicht gefilterten Wasserhahn durch den Reinigungsdienst die patientennahe Umgebung des Patienten kontaminiert wurde und die Keime dann über Handschuhe oder Hände des Pflegepersonals zum Patienten übertragen werden.

Je nach Hygieneplan arbeitet der Reinigungsdienst in Krankenhäusern zur Wischdesinfektion der patientennahen Umgebung mit textilen oder mit Desinfektionsmittel vorgetränkten Einmaltüchern, sog. Wipes. Wenn der Reinigungsdienst auf diesen Stationen mit textilen Tüchern zur Wischdesinfektion der patientennahen Flächen arbeitet, sollte ausschließlich gefiltertes Wasser zum Ansetzen der Desinfektionslösung benutzt werden. Ein zusätzliches Plus in der Infektionsprävention.

Das Leitungswasser zur Herstellung der Desinfektionslösung zur Fußbodendesinfektion entnimmt der Reinigungsdienst dezentralen Dosieranlagen (Abb. 7.10). Die Dosieranlagen können ebenso mit Filter nachgerüstet werden.

Der Verbund für Angewandte Hygiene e. V. (VAH) macht auf Folgendes aufmerksam:

In Wasserleitungen können sich Biofilme bilden. Dezentrale Dosieranlagen zur Herstellung von Desinfektionslösungen zur Flächendesinfektion sind per se nicht mit bakteriologischen Wasserfiltern ausgestattet. Untersuchungen zeigen, dass es bei dezentralen Dosiergeräten, vor allem bei nicht regelmäßig benutzten, sich Stagnationswasser bilden kann. Hier ist dann die Gefahr der Biofilmbildung besonders groß. Es ist nicht auszuschließen, dass sich aus der Wasserleitung Biofilmplaques lösen und so die Desinfektionslösung kontaminieren.

Bisher gibt es zwar keine epidemiologischen Belege für nosokomiale Infektionen, die hervorgerufen wurden durch ungefiltertes Leitungswasser aus dezentralen Dosieranlagen in Abteilungen für immunsupprimierte Patienten. Vielleicht liegt es aber daran, dass Desinfektionsmitteldosieranlagen als Infektionsquelle zu selten in Erwägung gezogen und deshalb nicht untersucht wurden. Aus der Sicht der Desinfektionsmittel-Kommission des VAH ist es notwendig, die Desinfektionsmitteldosiergeräte kritisch zu betrachten.

7.4.2 Infektionspräventives Arbeiten auf Stationen für Schwerbrandverletzte

Patienten mit Brandverletzungen sind aufgrund der häufig großflächigen Verbrennungen bzw. Wundflächen massiv anfällig für Erreger jeder Art, besonders der multiresistenten Krankenhauskeime.

Die Patienten sind in Einzelboxen untergebracht. Jeder, der eine Patientenbox betritt muss eine PSA (persönliche Schutzausrüstung) anlegen. In der Regel handelt es sich um Schutzkittel, Mund- Nasenschutz, Haarbedeckung und Handschuhe. Bei direktem Kontakt zum Patienten, d.h. bei Therapie und Pflege, werden chirurgische Handschuhe getragen, bei allen Tätigkeiten, die nicht in direkter Tätigkeit mit dem Patienten stehen, kommen Einmalhandschuhe zum Einsatz.

> **Auch der Reinigungsdienst trägt bei seiner Arbeit immer die komplette PSA.**

Desinfektion

> **In der Patientenbox wird immer alles desinfiziert.**

Das Standardprozedere bei der Desinfektion unterscheidet sich nicht von der einer Patientenzimmerreinigung auf einer normalen Station. Es wird vom Fenster zur Tür hin und von oben nach unten gearbeitet. Die Flächendesinfektion wird mit mit Desinfektionsmittel vorgetränkten Einmaltüchern, sog. Wipes vorgenommen. Die Standzeiten bzw. Nutzungszeiten dieser Wipes werden von den Herstellern in der Regel mit 28 Tagen angegeben, und sie werden auf Normalstationen auch über diesen Zeitraum benutzt. Die Nutzungsdauer auf Stationen mit Schwerbrandverletzten ist auf maximal 14 Tage limitiert.

Unterschiede in der Tätigkeit des Reinigungsdienstes gegenüber Normalpflegestationen liegen in der Häufigkeit der Desinfektionsmaßnahmen. Ebenfalls unterschiedlich ist die Intensität einzelner Maßnahmen. So werden z. B. bei der Wischdesinfektion von Flächen die Wipes sehr häufig gewechselt, d.h. es wird beispielsweise ein Beistelltisch wischdesinfiziert und danach das Einmaltuch verworfen. Für den nächsten Tisch bzw. die nächste Fläche wird ein neues Wipe verwendet.

An allen Wasserhähnen in den Patientenboxen sind endständige Filter installiert. Ein Wechsel der Einmalhandschuhe wird häufig und strikt durchgeführt.

7.5 Onkologie und Zytostatikakontaminationen

Zytostatika sind Stoffe, die vor allem auf onkologischen Stationen zur Krebsbehandlung eingesetzt werden.

Zytostatika, auch CMR (cancerogen, mutagen, reproduktionstoxisch) genannt, stören die Stoffwechselvorgänge, die im Zusammenhang mit der Zellteilung und dem Zellwachstum stehen. Zytostatika können über die Haut, die Bindehaut der Augen oder durch Einatmen aufgenommen werden und schädigen vor allem schnell wachsende Zellen (z. B. Haarwurzeln, Schleimhautzellen von Mund und Magen-Darm Trakt). Die Giftwirkung verursacht eine Verminderung der Bildung weißer und roter Blutkörperchen und führt u. a. zu Haarausfall und Erbrechen.

Im stationären Bereich kann es zu Unfällen kommen, wenn z. B. ein Infusionsbeutel mit Zytostatika beschädigt wird, z. B. herunterfällt und zerplatzt. Aber auch andere Ursachen können zur Freisetzung von Zytostatika führen wie beispielsweise durch Reste von Trockensubstanzen, zerbrochene Tabletten oder heruntergefallene Spritzen mit Flüssigkeitsinhalt, kontaminierte Infusionsleitungssysteme.

Apotheken in Krankenhäusern arbeiten z. T. noch mit Zytostatika. Auch hier können die oben genannten Unfälle bei der Herstellung an den Werkbänken passieren. Weiterhin können durch den Bruch ganzer Pakete bei der Anlieferung Außenkontaminationen auftreten.

Aus diesen Gründen müssen in Krankenhäusern und Pflegeheimen genaue Absprachen und Verfahrensanweisungen vorliegen, in welchem Umfang der Reinigungsdienst bei Zytostatikaunfällen tätig wird. Der Reinigungsdienst muss geschult und über einen Notruf immer erreichbar sein. Zytostatikakontaminationen auf dem Fußboden, Patienten oder bewohnernahen Flächen müssen unverzüglich entfernt werden, damit sich nicht Mitpatienten bzw. Bewohner und Mitarbeiter ebenfalls kontaminieren. Auch das Thema

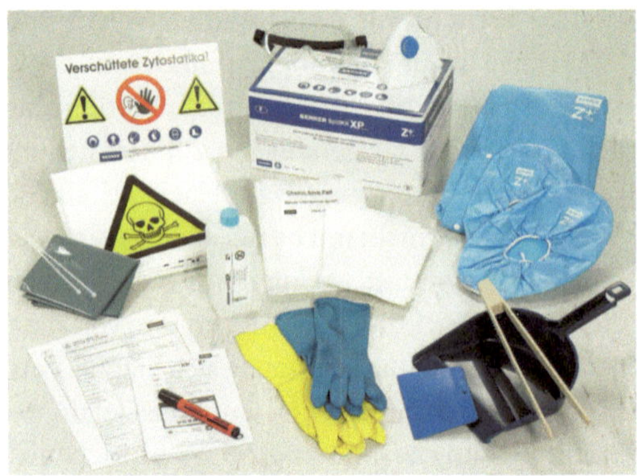

Abb. 7.11 Ergänzungssets für Zytostatikaunfälle. (© Fa. Berner Safety Systems, mit freundlicher Genehmigung)

Abfallbeseitigung von Zytostatika muss dem Reinigungsdienst geläufig sein.

Es gibt in Einrichtungen auch Absprachen über Arbeitsteilungen. Beispielsweise beseitigt das Apothekenpersonal nach Unfällen bei der Herstellung in Sicherheitswerkbänken oder das Pflegepersonal bei defekten Infusionsbeuteln etc. auf Station zunächst das Gröbste, danach führt der Reinigungsdienst eine Schlussdesinfektion durch.

Der Arbeitgeber muss seinen Mitarbeitern spezielle Schutzkleidung zur Verfügung stellen (§ 19 ChemG/GefStoffV). Betriebsanweisungen sowie betriebliche Unterweisungen praktisch und theoretisch sind jährlich vom Sicherheits- bzw. Abfallbeauftragten durchzuführen (§ 20 GefStoffV). Hierzu sind die Länderregelungen zu beachten.

In vielen Krankenhäusern liegen auf onkologischen Stationen oder in Apotheken die sog. »spill kit« (Notfallset) für solche Unfälle bereit. Die Box enthält alle Utensilien, die bei einem Zytostatikaunfall benötigt werden (Abb. 7.11; TRGS 525).

PSA – Persönliche Schutzausrüstung bei Zytostatikakontaminationen

Für Dekontaminations- und Reinigungsarbeiten bei Zytostatikaunfällen ist eine korrekte PSA der

Kategorie III nach EG-Richtlinie 89/686/EWG zwingend erforderlich. Hierzu gehören die in der Übersicht zusammengefassten Bestandteile (◘ Abb. 7.12).

Persönliche Schutzausrüstung (PSA) der Kategorie III nach EG-Richtlinie 89/686/EWG

- Schutzkleidung (Overall mit Kapuze)
- Atemschutzmaske (FFP 2)
- Undurchlässige Überschuhe mit verstärkter Sohle, die den gesamten Fuß bedecken
- Schutzbrille mit Seitenschutz (kann über der Sehbrille getragen werden)
- Handschuhe mit langem Schaft

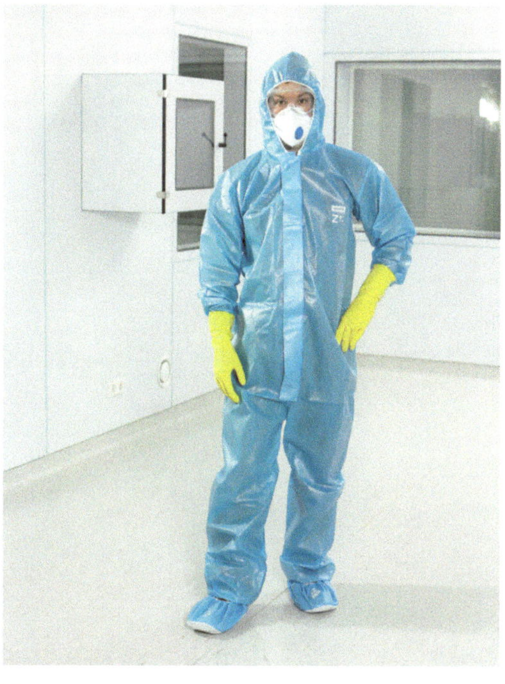

◘ **Abb. 7.12** PSA-Schutzausrüstung. (© Fa. Berner Safety Systems, mit freundlicher Genehmigung)

Vollwertiger Chemikalienschutzhandschuh

Die Handschuhe, wie sie in ► Kap. 6 (Handschuhmanagement) beschrieben wurden, sind für Arbeiten mit Zytostatika nicht geeignet.

Bei Arbeiten in Zusammenhang mit Zytostatikakontaminationen sind Schutzhandschuhe mit »vollwertigem Chemikalienschutz«, sog. Chemikalienschutzhandschuhe (CSH), zu benutzen.

Diese CSH entsprechen der EU-Norm und sind entsprechend der EN 374-2 getestet. CSH Handschuhe, die nach EU 374-2 getestet sind, enthalten jedoch keinen Dichtigkeitstest gegen Viren. Hier könnten Handschuhe, die zusätzlich der amerikanischen Norm ASTM F 1671 (virale Penetration) entsprechen, eingesetzt werden.

Chemikalienschutzhandschuhe (CSH) sind auf der Verpackung am Erlenmeyer-Kolben als Piktogramm zu erkennen. Die entsprechenden Piktogramme sind in ◘ Abb. 7.13 dargestellt.

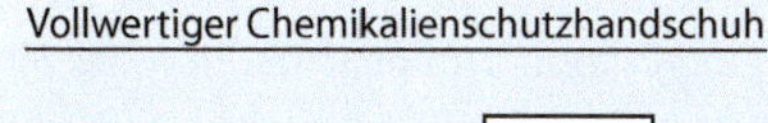

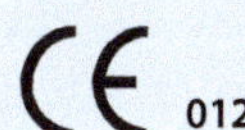

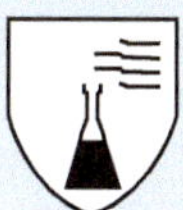

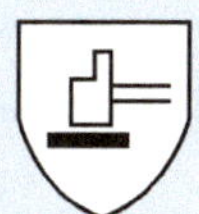

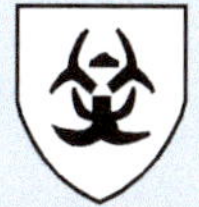

◘ **Abb. 7.13** Piktogramme Schutzhandschuhe bei Zytostatikakontaminationen

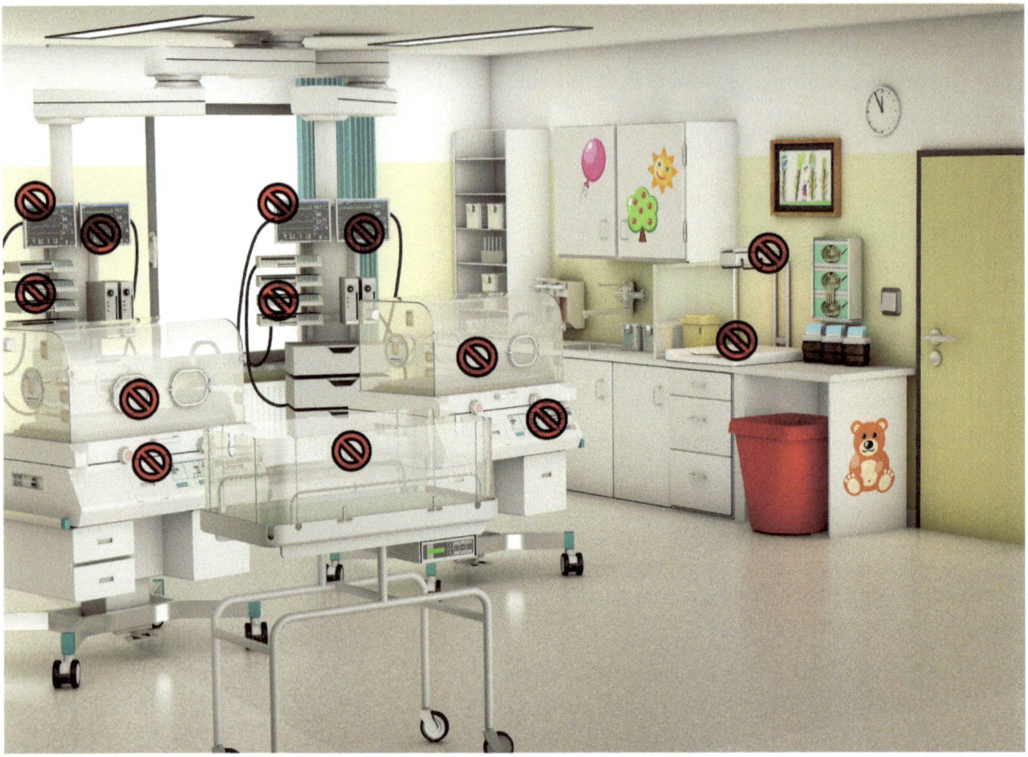

■ **Abb. 7.14** Beispiel Informationsblatt Zuständigkeit – Gegenstände, die der Reinigungsdienst nicht bearbeitet. (© Grafik: P. Hennig/Fa. Visionclean, mit freundlicher Genehmigung)

In diesem Zusammenhang wird empfohlen, dass die Tragedauer der CHS nicht länger als 50% der Durchbruchszeit sein sollte. Je nach Umfang der zu entfernenden Zytostatikakontamination entspricht dies mindestens einer Permeationslevelklasse 3.

Die CSH werden über das Ärmelende des Overalls gezogen (■ Abb. 7.12; TRGS 525).

7.6 Neonatologische Intensivstation

Infektionen bei Neu- oder Frühgeborenen können akute Lebensgefahr bedeuten. Infektionen können zum einen durch eine normale Bakterienflora des Geburtskanals hervorgerufen werden, zum anderen durch resistente oder multiresistente Krankenhauserreger nach der Geburt.

Zur Keimübertragung kann es zum einen durch das Personal und die Besucher bzw. Eltern kommen, zum anderen durch kontaminierte Gegenstände – so geschehen z. B. in der Universitätsklinik Mainz; hier waren durch Haarrisse kontaminierte Infusionsflaschen die Ursache.

Das Personal auf Neu- oder Frühgeborenen Stationen ist jedoch grundsätzlich hygienisch sehr gut geschult und beachtet in jeder Situation alle Regeln des Hygienemanagements des Krankenhauses. Weiterhin werden die Eltern vom ärztlichen und Pflegepersonal im Umgang mit dem Säugling angeleitet, ständig begleitet und über Hygienemaßnahmen informiert.

Die Personengruppe, die wenig bis keine Beachtung findet, jedoch täglich in diesem Bereich arbeitet, ist der Reinigungsdienst. Die Leitende Pflegekraft einer neonatologischen Intensivsta-

Städtisches Klinikum	Desinfektions- und Reinigungsplan Reinigungsdienst		Neonatologie Intensivstation
Was	**Durchführung**	**Wie**	**Womit**
Inkubator	Alle medizinischen Geräte und Wickeltisch nur vom Pflegepersonal	Entscheidet der Pflegedienst	Entscheidet der Pflegedienst
1 Einmalhandschuhe	Immer mit Einmalhandschuhe arbeiten Frische Handschuhe vor Arbeitsbeginn anziehen. Nach kontaminierten Arbeiten ausziehen und sofort Händedesinfektion		
2 Medienleiste	Täglich und bei Bedarf	Wischdesinfizieren	**Desinfektionsmittel X 0,5%**
3 Beleuchtung	Nach Leistungsverzeichnis	Reinigen	Reiniger
4 Freie Flächen	Täglich und bei Bedarf mit Einmaltüchern	Wischdesinfizieren	**Desinfektionsmittel X 0,5%**
5 Türen/ Schalter	Täglich und bei Bedarf mit Einmaltüchern	Wischdesinfizieren	**Desinfektionsmittel X 0,5%**
6 Vorratsschränke	Täglich und bei Bedarf mit Einmaltüchern	Reinigen	Reiniger
7 Handwaschplatz	Täglich und bei Bedarf mit Einmaltüchern	Wischdesinfizieren	**Desinfektionsmittel X 0,5%**
8 Wandspender/ Halter für Einmalhandtücher	Oberfläche Täglich und bei Bedarf mit Einmaltüchern	Ansaugrohr von Seifenspender vor Neubestückung mit heißem Wasser durchspülen. Wischdesinfizieren	**Mit heißem Wasser** **Desinfektionsmittel X 0,5%**
9 Abfallsammler	Täglich und bei Bedarf mit Einmaltüchern	Wischdesinfizieren	**Desinfektionsmittel X 0,5%**
10 Personal-/ Besucher-WC	Täglich und bei Bedarf Bei Durchfallerkrankungen	Reinigen Wischdesinfizieren	**Sanitärreiniger** **Desinfektionsmittel X 0,5%**
11 Fußboden Intensivzimmer	Täglich und bei Bedarf Nach Hygieneplan	Reinigen Wischdesinfizieren	**Reinige r** **Desinfektionsmittel X 0,5%**

- **Alle medizinischen Geräte werden durch den Pflegedienst gewartet.**
- Keine Armbanduhr, kein Handschmuck (auch Ehering), keine Nagelkosmetik (TRBA 250).
- Nach Kontamination mit potenziell infektiösem Material (z. B. Blut, Sekrete, Exkrete) sofort gezielte Wischdesinfektion mit Einmaltuch und Flächendesinfektionsmittel.
- Flächendesinfektion nicht sprühen, sondern wischen.
- Umgang mit Desinfektions- und Reinigungsmitteln immer mit Handschuhen (TRBA 250).
- Ansetzen von Desinfektionsmitteln nur mit kaltem Wasser.
- Schlussdesinfektion bedeutet: Wischdesinfekti on aller Kontaktoberflächen und des Fußbodens.
- **Flächendesinfektionsmittel bei Clostridium difficile Peressigsäure nach Herstellerangaben.**
- Detaillierte **Absprachen mit der Stationsleitung und der Hygieneabteilung.**

Abb. 7.15 Beispiel für einen Desinfektions- und Reinigungsplan in einer neonatologischen Intensivstation

tion sollte mit der Leitung des Reinigungsdientes genau absprechen, welche Tätigkeiten in welcher Reihenfolge durchzuführen sind. Weiterhin ist darauf zu achten, dass das Reinigungspersonal, welches in der Neonatologie zum Einsatz kommt, sich gut in der deutschen Sprache verständigen kann (◘ Abb. 7.14).

Gemeinsam mit der Hygienefachkraft und der Leitung des Reinigungsdienstes kann ein Desinfektionsplan und Verfahrensanweisungen, speziell auf die Neonatologieintensivstation zugeschnitten, erarbeitet werden. Der Hygieneplan schreibt vor, ob auf der Station grundsätzlich alles desinfiziert wird. Für neue Mitarbeiter im Reinigungsdienst kann es hilfreich sein, wenn die Reihenfolge des Arbeitsablaufs mit Nummern versehen ist (◘ Abb. 7.15).

Zusätzlich sollten im Reinigungsdienst Verfahrensanweisungen festgelegt werden (◘ Abb. 7.14).

7.7 Reinigungsdienste im Notfallplan

Katastrophenschutz und Rettungsdienste sind gesetzliche Vorgaben. Krankenhäuser müssen einen Notfallplan ausgearbeitet haben, vorhalten und auch praktisch üben. Dieser Notfallplan wird auch Alarm-, Einsatz- oder Katastrophenplan genannt.

Der Notfallplan ist notwendig in Katastrophenfällen oder Gefahrenlagen. Diese können von intern, d. h. im Krankenhaus hervorgerufen werden durch z. B.

- Brände,
- Bombendrohung,
- Ausfall der Strom- und Wasserversorgung.

Von extern des Krankenhauses muss z. B. mit einer Vielzahl Verletzter nach Massenunfällen, Terroranschlägen oder Umweltkatastrophen und hochinfektiöser Erkrankter (Cave Ebola) gerechnet werden. Der Notfallplan ist ein sehr umfangreiches Regelwerk, um der oben genannten Gefahren Herr zu werden (TRBA 250, Stand 2014: »Innerbetrieblicher Plan zur Abwehr von Gefahren«).

In unserem Fall interessiert ausschließlich, wie der Reinigungsdienst in den Notfallplan bei externer Gefahrenlage hochinfektiös Erkrankter detailliert eingebunden ist. Bei einem Notfall durch ein hochinfektiöses Geschehen mit einer Vielzahl Erkrankter wird der Notfallplan auch Pandemieplan genannt und wurde 2004 im Bundesgesetzblatt veröffentlicht.

◘ Abb. 7.16 und ◘ Abb. 7.17 zeigen in einer vereinfachten Form einen Pandemielplan im Fall einer Infektiösen Gefahrenlage in einem Krankenhaus, um zu verdeutlichen, wo der Reinigungsdienst anzusiedeln ist und wie die Meldewege aussehen könnten.

In zahlreichen Begehungen musste ich feststellen, dass in den Notfallplänen von Krankenhäusern, wenn überhaupt, der Reinigungsdienst lediglich am Rande Erwähnung findet, häufig nur mit dem Satz: »Der Reinigungsdienst ist zu benachrichtigen«. Ebenso wird in der Fachliteratur im Notfallplan nicht weiter auf den Reinigungsdienst eingegangen.

Die Reinigungsdienste selbst wissen häufig nicht, dass es einen Notfallplan gibt. Dies ist umso erstaunlicher, als der Reinigungsdienst ja bei infektiösen Erkrankungen eigentlich die wichtigste Tätigkeit durchzuführen hat – die Desinfektion von Flächen und Gegenständen mit dem richtigen Desinfektionsmittel und in der korrekten Konzentration. Im Notfall mit infektiösen Erkrankungen sind die Vorgaben des zuständigen Gesundheitsamtes zu befolgen.

Die häufige Unwissenheit der Reinigungsdienste über den Notfallplan kann vielleicht so erklärt werden, dass der Notfallplan eine sicherheitsrelevante und vertrauliche Maßnahme bzw. Dokument darstellt. Die Verteilung und Zugangsberechtigung sind ebenso zu dokumentieren wie die Einweisung in den Plan. Hinzu kommt auch, dass ein vertrauliches Dokument

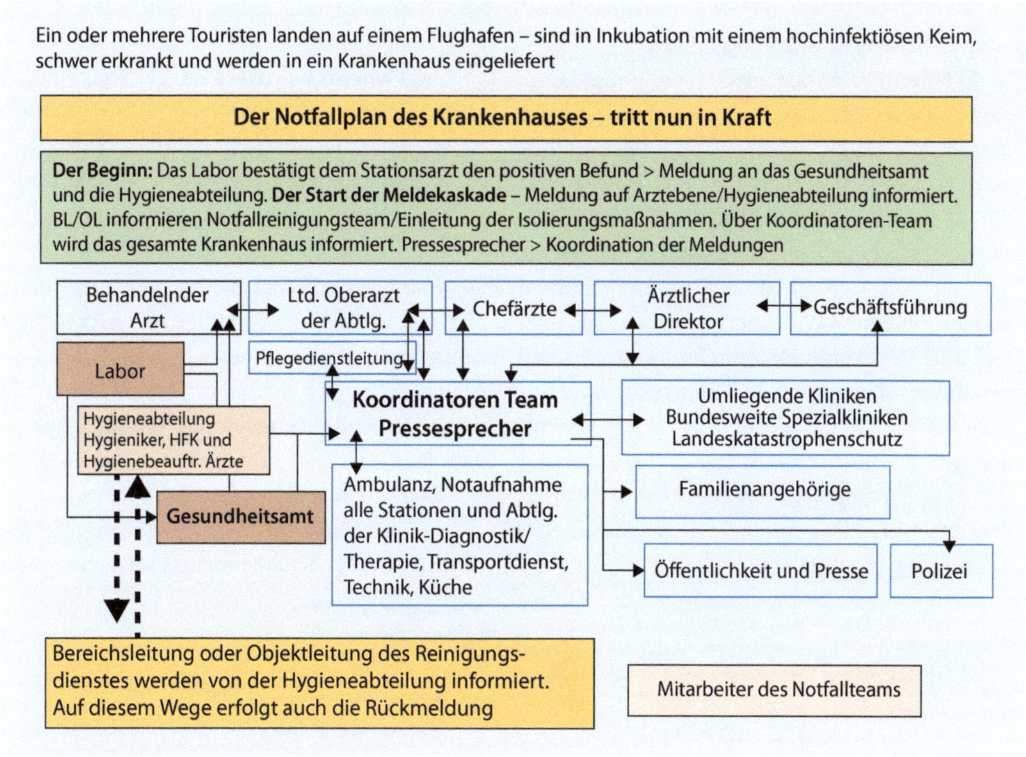

Ein oder mehrere Touristen landen auf einem Flughafen – sind in Inkubation mit einem hochinfektiösen Keim, schwer erkrankt und werden in ein Krankenhaus eingeliefert
Der Notfallplan des Krankenhauses – tritt nun in Kraft
Der Beginn: Das Labor bestätigt dem Stationsarzt den positiven Befund > Meldung an das Gesundheitsamt und die Hygieneabteilung. Der Start der Meldekaskade – Meldung auf Arztebene/Hygieneabteilung informiert. BL/OL informieren Notfallreinigungsteam/Einleitung der Isolierungsmaßnahmen. Über Koordinatoren-Team wird das gesamte Krankenhaus informiert. Pressesprecher > Koordination der Meldungen
Behandelnder Arzt
Ltd. Oberarzt der Abtlg.
Chefärzte
Ärztlicher Direktor
Geschäftsführung
Labor
Pflegedienstleitung
Koordinatoren Team Pressesprecher
Umliegende Kliniken Bundesweite Spezialkliniken Landeskatastrophenschutz
Hygieneabteilung Hygieniker, HFK und Hygienebeauftr. Ärzte
Gesundheitsamt
Ambulanz, Notaufnahme alle Stationen und Abtlg. der Klinik-Diagnostik/ Therapie, Transportdienst, Technik, Küche
Familienangehörige
Öffentlichkeit und Presse
Polizei
Bereichsleitung oder Objektleitung des Reinigungsdienstes werden von der Hygieneabteilung informiert. Auf diesem Wege erfolgt auch die Rückmeldung
Mitarbeiter des Notfallteams

Abb. 7.16 Meldewege in einem Pandemiefall – auch den Reinigungsdienst betreffend

Meldung von der Hygieneabteilung an die Bereichs- und Objektleitung. Gemeinsam mit der Hygienefachkraft und dem Hygienebeauftragten Arzt/Hygieniker erste Begehung vor Ort
Bereichs-/Objektleitung informiert das Notfallreinigungsteam, bleibt vor Ort und gibt erste Einweisungen
Notfallreinigungsteam hält Kontakt zur Bereichs-/Objektleitung und Hygieneabteilung
Das Notfallreinigungsteam arbeitet vor Ort
Im Hygieneplan unter Pandemiefall einordnen
In den Unterlagen des Objektleiters:
Namen und Erreichbarkeit des Notfallteams
Unterschriftenliste der Schulungen und Training
Bestückung des Notfallwagens:
Bestückungsliste außen am Wagen anbringen
Kontrollliste daneben anbringen
In Absprache mit der Hygieneabteilung:
Festlegung der Positionierung des Wagens im Isolierungsbereich
In Absprache mit der Hygieneabteilung, dem Abfall- und Sicherheitsbeauftragten:
Verfahrensanweisungen erstellen für die korrekte Verpackung (z.B. Doppelverpackung in Plastiksäcke) und Transport von Abfall sowie Wäsche

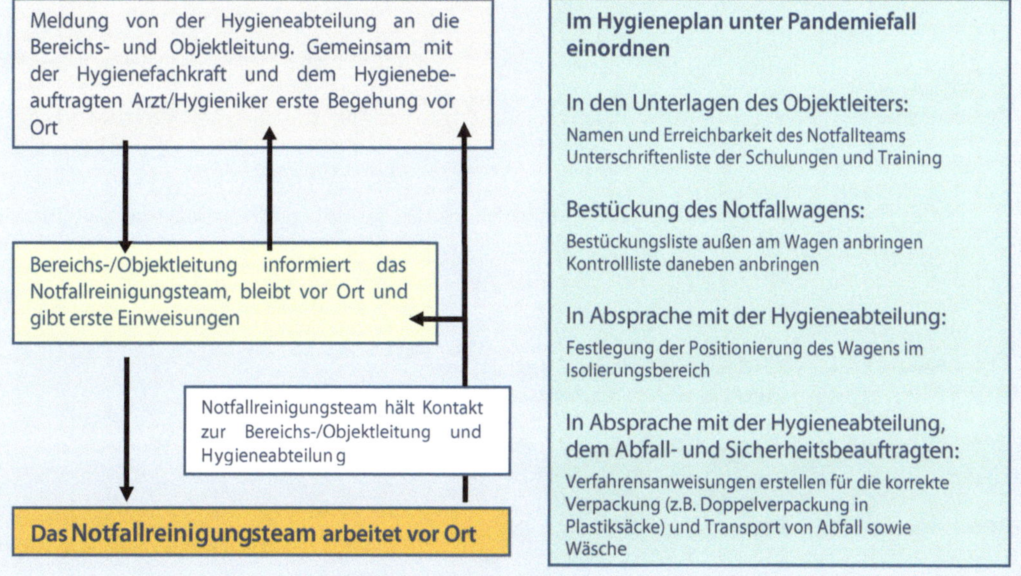

Abb. 7.17 Einsatz und Meldewege des Notfallreinigungsteams vor Ort

nicht ohne Weiteres an einen externen Reinigungsdienstleister weitergegen wird.

Die limitierte Zugangsberechtigung hängt auch damit zusammen, dass im Notfallplan viele persönliche Daten, Adressen und Telefonnummern (Festnetz- und Mobilnummern aller Abteilungs- und Bereichsleitungen sowie des Führungspersonals eines Krankenhauses) aufgelistet sind. Die Adressen sind deshalb vermerkt, um im Katastrophenfall bei Zusammenbruch des Telefon- und Mobilfunknetzes das Führungspersonal per Boten informieren zu können. Es ist demnach verständlich, dass auch der interne Reinigungsdienst höchstens über Kontaktdaten der nächst höher angesiedelten Personen in der Meldekette verfügt. Das sind in der Regel Mitarbeiter aus der Hygieneabteilung.

Gleichwohl muss der Reinigungsdienst in den Notfallplan mit eingebunden und eingewiesen sein. Der Part, der vom Reinigungsdienst im Notfall übernommen werden muss, ist regelmäßig zu trainieren und sollte auf Änderungen hin proaktiv bei der Hygieneabteilung erfragt werden.

Der Reinigungsdienst hat einen internen Notfallplan vorzuhalten, der detailliert alle Arbeitsmaterialien und die Vorgehensweise (Arbeitsanweisungen) vor Ort beschreibt. Im infektiösen Notfalleinsatz ist die Tätigkeit des Reinigungspersonals der Kategorie 1b: Kontaktpersonen mit erhöhtem Risiko zuzuordnen.

Katastrophenschutz und Rettungsdienste werden von der Krankenhausgesetzgebung fest-

Tab. 7.3 Maßnahmen bei Parasiten

Parasiten	Übertragung der Parasiten	Maßnahmen
Flöhe	Direkter Körperkontakt und weite Sprünge	Gründliches Reinigen und Saugen, bei Teppich schamponieren. Staubsauger mit HEPA-Filter. Keine freien Körperstellen (also Handschuhe über den Ärmelbund des Schutzkittels ziehen), Haarschutz und Maske.
Läuse (Kleider-, Kopf- und Filzlaus)	Ausschließlich durch direkten Körperkontakt	Gründliches Reinigen und Saugen, bei Teppich schamponieren. Keine freien Körperstellen (also Handschuhe über den Ärmelbund des Schutzkittels ziehen), Haarschutz und Maske.
Krätze	Ausschließlich durch direkten Körperkontakt	Gründliches Reinigen und Saugen, bei Teppich schamponieren. Keine freien Körperstellen (also Handschuhe über den Ärmelbund des Schutzkittels ziehen), Haarschutz und Maske.
Allgemein	- Der Einsatz von Flächendesinfektionsmitteln gegen Parasiten ist nicht effektiv und daher nicht zu empfehlen. - Kleidung des Patienten und Bettwäsche im fest verschlossenen Plastiksack zum Waschen. 60°C ist ausreichend. - Im »Waschraum« die Mopps und Reinigungstücher mit Schutzkleidung unverzüglich und selbst in die Waschmaschine geben.	

geschrieben, fallen jedoch in den Zuständigkeitsbereich der Länder. Das bedeutet, dass die Notfallpläne der einzelnen Bundesländer sich unterscheiden können.

7.8 Parasiten

Immer wieder ist zu beobachten, dass Reinigungsdienste (aber auch Pflegedienste) bei Auftreten von Parasiten (z. B. Flöhe, Läuse, Krätze) in Patientenzimmern ratloser sind als bei MRSA und mit einem verstärkten Einsatz von Desinfektionsmitteln reagieren.

Parasiten können nicht fliegen, werden also über direkten Hautkontakt übertragen. Flöhe, da sie weit springen können, bilden hier eine Ausnahme.

Bei Vorkommen von Parasiten sind die Maßnahmen in ◘ Tab. 7.3 zu beachten. Isolierungsmaßnahmen siehe Hygieneplan.

Literatur

Adams HA, Flemming A, Hildebrand F et al. und Arbeitsgemeinschaft Notfallplan der Medizinischen Hochschule Hannover. Der Notfallplan des Krankenhauses. Anästh Intensivmed 53: 62–81 [https://www.mh-hannover.de/fileadmin/organisation/stabsstellen_pm2/notfall_katastrophenmedizin/downloads/publikationen/Notfallplan-Krankenhaus.pdf]

Arbeitsgemeinschaft der wissenschaftlichen medizinischen Gesellschaften - AWMF (2011) Hygienische Aufbereitung von Patientenbetten. Hyg Med 35 (7/8):268ff.

Deutsche Gesellschaft für Krankenhaushygiene – DGKH (2008) Hygieneverordnung beim Umgang mit Lebensmitteln in Krankenhäusern, Pflege- und Rehabilitationseinrichtungen. [http://www.krankenhaushygiene.de/pdfdata/sektionen/lebensmittel_papier.pdf]

Gesetz über den Katastrophenschutz BW (2015) (Landeskatastrophenschutzgesetz (LKatSG) § 26 Besondere Pflichten von Angehörigen der Berufe des Gesundheitswesens

Helmhotz-Zentrum für Infektionsforschung (Hrsg) (2015) Hyg Med

Kramer A, Schwebke I, Kampf G (2006) How long do nosocomial pathogens persist on inanimate surfaces? A systematic review. BMC Infect Dis 16; 6: 130

KRINKO (2000) Anforderungen an die Hygiene bei Operationen und anderen operativen Eingriffen, Bundesgesundheitsblatt

KRINKO (2010) Anforderungen an die Hygiene bei der medizinischen Versorgung von immunsupprimierten Patienten. Bundesgesundheitsblatt

KRINKO (2015) Infektionsprävention im Rahmender Pflege und Behandlung von Patienten mit übertragbaren Krankheiten. Bundesgesundheitsblatt

LAGA (Bund/Länder-Arbeitsgemeinschaft Abfall) LAGA-Mitteilungen. Erich Schmitt, Berlin

Lesnik R, Bretta I, Höfle MG (2015) Legionella species diversity and dynamics from surface reservoir to tap water: from cold adaptation to thermophily. ISME J Nov 3. doi: 10.1038/ismej.2015.199. [Epub ahead of print]

Lowry PW et al. (1990) A cluster of Legionella sternal wound infections due to postoperative topical exposure to contaminated tap water. New Engl J Med 324: 109–113

Robert-Koch-Institut – RKI (2000) Belehrung gemäß § 43 Abs. 1 Nr. 1 Infektionsschutzgesetz. Bundesgesundheitsblatt

Robert-Koch-Institut – RKI (2006) Anforderungen an die Hygiene bei der Lebensmittelversorgung und ihre Qualität. Epidemiol Bull. 29, 21.07

TRGS 525 (2015) Technische Regeln für Gefahrstoffe. Umgang mit Gefahrstoffen in Einrichtungen zur humanmedizinischen Versorgung. 5 Krebserzeugende, erbgutverändernde und fortpflanzungsgefährdende Arzneimittel 5.4; Persönliche Schutzausrüstung, 5.7 Entsorgung

Verbund für Angewandte Hygiene e. V. – VAH (2012) VAH-Liste. mhp, Wiesbaden, Stand 2012

Verbund für Angewandte Hygiene e. V. – VAH (2013) Empfehlung zur Kontrolle kritischer Punkte bei dezentralen Desinfektionsmittel-Dosiergeräten. Fragen und Antworten: Umfüllen von Händedesinfektionsmitteln: hygienische und haftungsrechtliche Aspekte. Hyg Med Nr. 2/2013

Schulungen im Reinigungsdienst

L.C. Weber

L.C. Weber, *Reinigungsdienste und Hygiene in Krankenhäusern und Pflegeeinrichtungen*,
DOI 10.1007/978-3-662-52723-8_8, © Springer-Verlag Berlin Heidelberg 2016

Bei Objektleitern, die eine Ausbildung zum Gebäudereiniger absolviert haben, kann davon ausgegangen werden, dass ein Basiswissen über das Thema Hygiene im Krankenhaus und anderen Gesundheitseinrichtungen vorhanden ist. Von der einzelnen Reinigungskraft kann dies nicht vorausgesetzt werden. Das bedeutet, die Reinigungskräfte besitzen wenig Kenntnis über die Übertragungswege von Keimen. Das Wissen über Keime und deren Übertragungswege entspricht eher denen der Allgemeinbevölkerung.

8.1 Allgemeine Tipps zur Durchführung

Sowohl die KRINKO als auch TRBA 250 weisen auf die Schulung von Reinigungspersonal hin. Bei der Vergabe von Reinigungs- und Desinfektionsaufgaben an Fremdfirmen müssen auch der Aspekt der Schulung der Mitarbeiter und dessen Nachweis Auswahlkriterium sein (KRINKO 2004).

Die TRBA 250 (2014); 5.2 Unterweisung, besagt:

Beschäftigte, die Tätigkeiten mit biologischen Arbeitsstoffen ausführen, müssen anhand von Betriebsanweisungen und des Hygieneplans über die auftretenden Gefahren und über die erforderlichen Schutzmaßnahmen unterwiesen werden. Dies gilt auch für Reinigungspersonal.

Die Wichtigkeit einer regelmäßigen Schulung wird schon allein dadurch deutlich, dass Mitarbeiter von Reinigungsdiensten, z. B. durch Fehlzeiten von Kollegen bedingt, in einem Krankenhaus innerhalb nur eines Tages in mehreren unterschiedlichen Risikobereichen zum Einsatz kommen können.

Die Schulung von Objektleitern und Reinigungskräften sollte in einem professionellen Schulungsraum mit PowerPoint-Präsentationen durchgeführt werden. Meiner Erfahrung nach kann mit PowerPoint und animierten Folien die Thematik am nachhaltigsten präsentiert werden. Auch schwierige Sachverhalte lassen sich mit kreativen Folien gut erklären.

Tipp

Sehr gut hat sich die Arbeit in Gruppen von ca. 20 Personen bewährt. Zur themenbezogenen Gruppendynamik können bei dieser Größe einzelne Themen von kleineren Gruppen, z. B. von bis zu 5 Personen, eigene Erfahrungen des Alltags selbst erarbeitet und vorgetragen werden.

Die Themengestaltung kann, je nach zur Verfügung stehender Zeit, wie in der ▶ Übersicht vorgenommen, gekürzt oder erweitert werden. Es ist ratsam, Schulungen kurz zu halten (max. 30 min pro Thema) und öfter z. B. einmal im Quartal eine Schulung anzubieten bzw. die unten stehende Liste abzuarbeiten (▶ Übersicht).

Themenbeispiele einer Schulung für Reinigungsdienste

- Krankenhaushygiene – Hygieneplan §§ Gesetzliche Grundlagen, Schutzimpfungen, RKI, KRINKO, TRBA 250, TRBA 500, TRGS 525, BioStoffV, GefStoffV. Der Reinigungsdienst hat einiges zu beachten und eine wichtige Funktion.
- Multiresistente Krankenhauserreger MRSA, 4 MRGN. Warum sind die Keime so gefährlich?
- Übertragungswege von Bakterien und Viren durch Hände und Handschuhe. Händehygiene und Handschuhwechsel mit praktischen Übungen inkl. UV-Licht
- Krankenhauskeime – wie schütze ich mich. Schutzleidung in Isolierzimmern.
- Reinigung- und Desinfektion. Desinfektionsmittel: welches für welche Erkrankung. Herstellen von Desinfektionslösun-

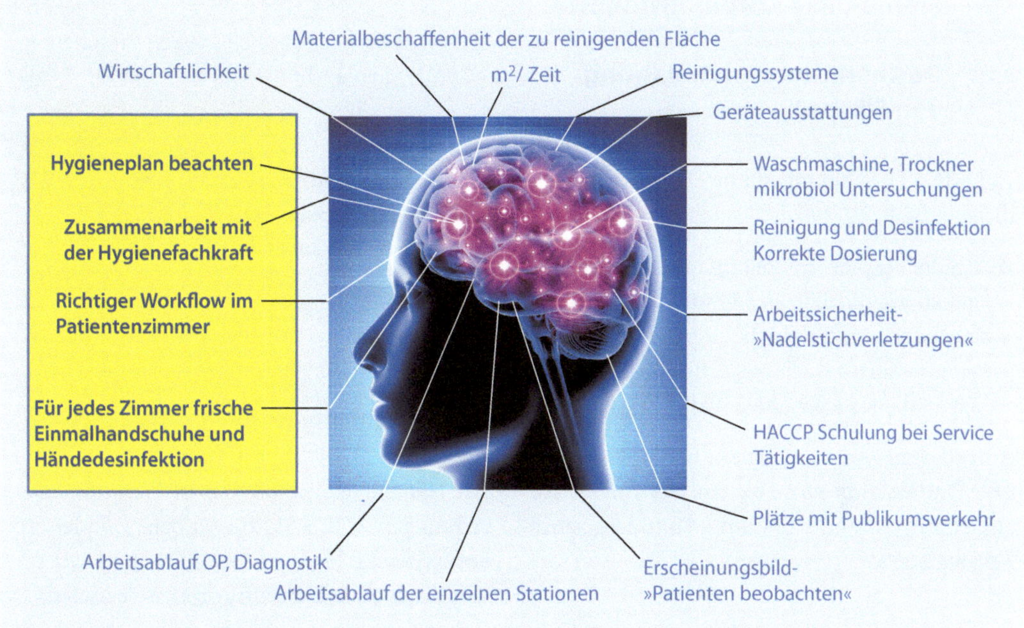

Abb. 8.1 Der Reinigungsdienst muss an vieles denken – im Krankenhaus ist jedoch der Hygieneplan am wichtigsten. (© Foto: psdesign1/Fotolia)

gen, dabei Benutzung von Schutzkleidung. Desinfektionspläne.
- Kontaminationsfreies Arbeiten mit Mopps und Reinigungstuch. Mein Reinigungswagen wird nicht kontaminiert
- Tägliche Reinigung und Desinfektion im Krankenhaus generell. Was ist auf den unterschiedlichen Stationen und Abteilungen zu beachten.
- Wasserkeime Legionellen/Pseudomonas aeruginosa. Vorsicht – feucht und nass.
- Infektiöse Durchfallerkrankung: Noroviren, Clostridium difficile, Salmonellen.
- Wäsche- und Abfallmanagement, Arbeitsgeräteaufbereitung.

Krankenhaushygienisches Wissen wie z. B. Kenntnisse über MRE oder Noroviren und deren Übertragungswege sollten auch dem Reinigungsteam vermittelt werden. Die Vorgesetzten Bereichs- und Objektleiter sollten über ausreichende Kenntnisse verfügen. Wenn die Mitarbeiterschulungen zum Thema Hygiene und Infektionsprävention durch Objektleiter erfolgen sollen, so müssen diese Schulungen den aktuellen Standards entsprechen. Alternativ können diese Schulungen hausintern von der Abteilung Hygiene des Krankenhauses durch die Hygienefachkraft, aber auch, zumindest temporär, von extern durchgeführt werden.

Der Reinigungsdienst muss sicher an viele Aspekte bei der Reinigung eines Gebäudes denken. Bei der Tätigkeit in einer medizinischen Einrichtung ist jedoch die strikte Beachtung der Hygiene oberstes Gebot. Auch das kann mit einer Folie verdeutlicht werden (Abb. 8.1).

8.2 Empfohlene Schulungsthemen

8.2.1 Desinfektion und Reinigung von Flächen

In KRINKO: Schulungsstatus eines Reinigungsdienstes heißt es:

> Bei der Vergabe von Reinigungs- und Desinfektionsaufgaben an Fremdfirmen muss auch der Aspekt der Schulung der Mitarbeiter und dessen Nachweis Auswahlkriterium sein. (Bundesgesundheitsblatt 2004)

Anforderungen an die Hygiene bei der Reinigung und Desinfektion von Flächen. Personelle Voraussetzungen und Schulung (Bundesgesundheitsblatt 2004):

Personelle Voraussetzungen und Schulung für die Reinigung und Desinfektion von Flächen (KRINKO)

- Bei unzureichender oder fehlerhafter Durchführung von Reinigungs- und Desinfektionsverfahren von Flächen entstehen Risiken für Patienten und Personal. Das mit der Reinigung und Desinfektion betraute Personal muss geeignet, geschult und eingewiesen sein.
  → Kat. IV. (Gesetzlich festgelegt, d. h. muss)
- Bei der Vergabe von Reinigungs- und Desinfektionsaufgaben an Fremdfirmen müssen auch der Aspekt der Schulung der Mitarbeiter und dessen Nachweis Auswahlkriterium sein.
  → Kat. IB. (Nachdrücklich empfohlen, Expertenempfehlung)
- Bei hauseigenem Personal müssen eine Grundschulung sowie eine Unterweisung und ggf. Beaufsichtigung in regelmäßigen Abständen sichergestellt werden.
  → Kat. IB.
- Die Schulungsinhalte müssen mit dem Hygienefachpersonal abgestimmt werden.
  → Kat. IB.
- Es muss ausreichend Zeit für die ordnungsgemäße Durchführung der Arbeiten eingeplant werden.
  → Kat. IB.

8.2.2 Händehygiene

Bei Händehygieneaktionen in Gesundheitseinrichtungen, z. B. »Aktion saubere Hände«, sind vorwiegend Pflegepersonal, Ärzte und evtl. noch vereinzelt andere Berufsgruppen vertreten. Der Reinigungsdienst ist häufig nicht vertreten. Das kann ein Grund sein, warum im Reinigungsdienst die Händehygiene, vor allem der Handschuhwechsel, keinen großen Stellenwert hat. Hier sollte die Hygienefachkraft unbedingt darauf achten, den Reinigungsdienst zu solchen Aktionen einzuladen.

Immer wieder ist zu beobachten, dass vom Reinigungsdienst Handschuhe angezogen und über längere Zeiträume anbehalten werden. Hier steht zum einen das subjektive Gefühl im Vordergrund, durch die Handschuhe »geschützt« zu sein. Zum anderen werden die Einmalhandschuhe aber auch gerne anbehalten, damit der Handschmuck (meistens Eheringe) und Nagelkosmetik nicht entdeckt werden. Zur Not werden die Handschuhe desinfiziert.

Die Aufgabe der Hygienefachkraft ist es, die Reinigungskräfte selbst oder über den Objektleiter zu schulen und über korrekte Händehygiene aufzuklären.

Zum wichtigen Thema Händehygiene und Handschuhe lässt sich sehr gut mit fluoreszierender Substanz arbeiten. Diese Fluoreszenz ist dem Händedesinfektionsmittel beigemischt. Nach der

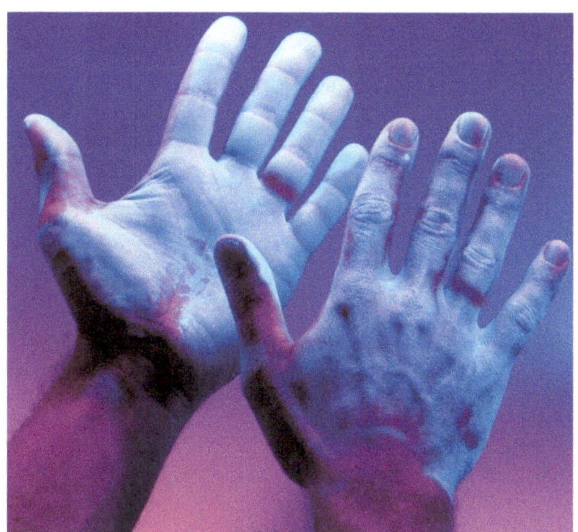

Abb. 8.2 Fluoreszierende Hände. (© Fa. Bode Chemie GmbH, mit freundlicher Genehmigung)

Händedesinfektion lässt sich unter einem sog. »Schwarzlicht« klar erkennen, welche Bereiche der Haut desinfiziert wurden (sichtbare Fluoreszenz). Die Hautareale, die nicht mit dem Händedesinfektionsmittel in Berührung kamen, fluoreszieren nicht. Es ist nur die normale Hautfarbe der Hände zu sehen. Bei dieser Demonstration kann und soll ein Mitarbeiter die Händedesinfektion mit seinem Ehering durchführen. Nach der Desinfektion sollte der Mitarbeiter seinen Ring ausziehen. In der Regel befindet sich unter dem Ring keine Fluoreszenz (Abb. 8.2). Eine gute Demonstration, dass unter dem Fingerschmuck keine korrekte Händedesinfektion stattfinden kann.

Deshalb soll bei der Arbeit kein Schmuck getragen werden.

Tipp

Bei der Benutzung von Handschuhen sind auch Kinderfingerfarben gut für Demonstrationen geeignet (Abb. 8.3). So kann gezeigt werden, dass poröse Handschuhe ab Werk nie ausgeschlossen werden können.

Durch diese winzigen Löcher von nur einem tausendstel Millimeter in Einmalhandschuhen gelangen die Bakterien mühelos auf die Haut des Handschuhträgers. Einmalhandschuhe können so das falsche Gefühl der Sicherheit vermitteln. Wichtig ist die Information, dass Handschuhe

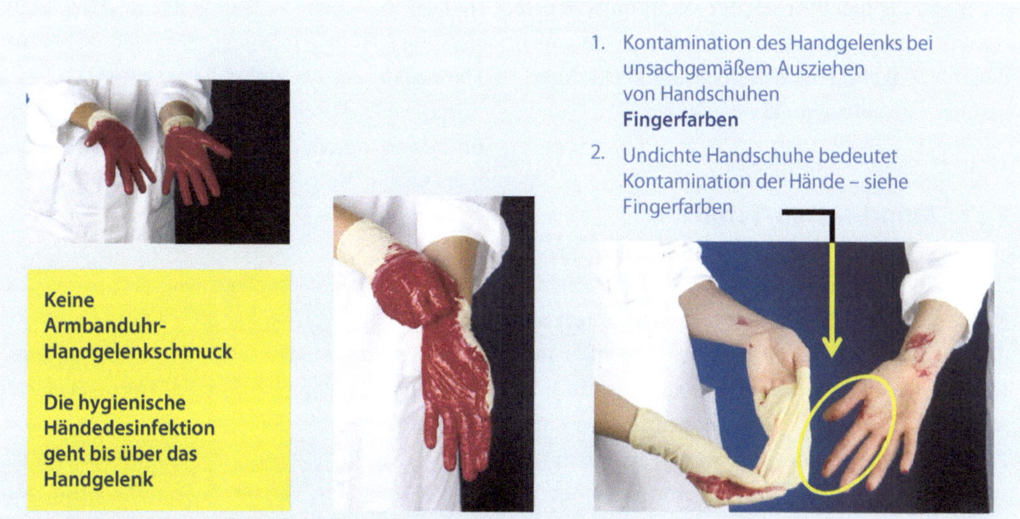

Abb. 8.3 Kinderfingerfarben dringen durch löchrige Einmalhandschuhe auf die Haut. (© Dr. H. Linde, IMMH Regensburg, mit freundlicher Genehmigung)

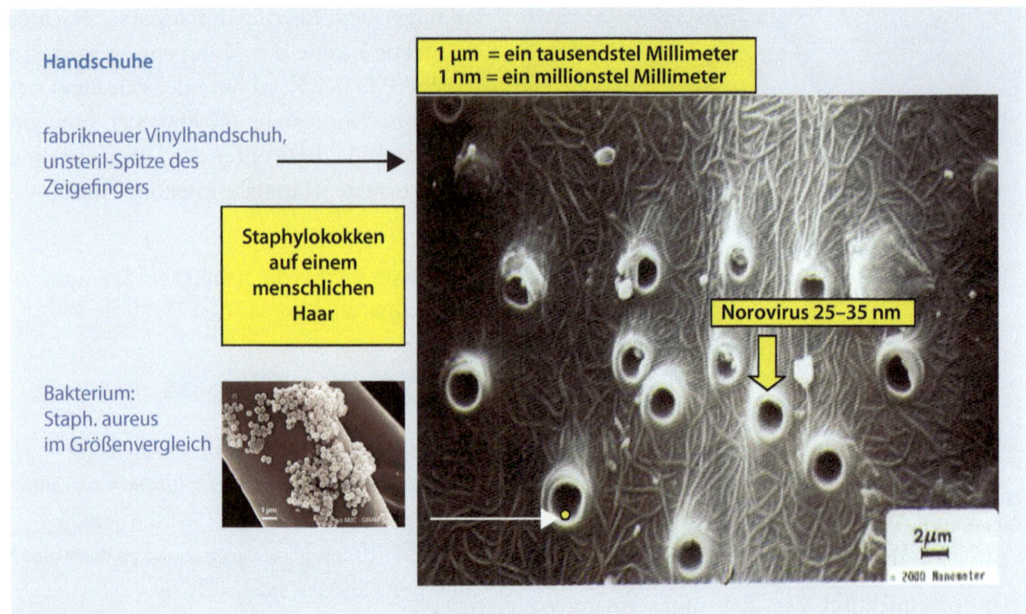

Abb. 8.4 Löchrige Einmalhandschuhe und das falsche Gefühl der Sicherheit. (© K.-P. Werfers, Zentrum für Zahn-, Mund- und Kieferheilkunde der Universität Gießen, mit freundlicher Genehmigung)

kein Ersatz für eine hygienische Händedesinfektion sind. Diese Art der PowerPoint-Präsentation mit praktischen Übungen ist am eindrucksvollsten (Abb. 8.3, Abb. 8.4).

In der täglichen Arbeit der Reinigungsdienste stehen fünf Tätigkeiten im Vordergrund, nach denen zwingend eine Händedesinfektion durchgeführt werden sollte (Abb. 8.5).

8.2.3 Mund-Nasen-Schutz

Ein vielbenutztes Hygieneutensil ist auch der Mund-Nasen-Schutz (MNS). Das resultiert aus dem uralten Glauben, Keime werden über den Luftweg übertragen (»kommen angeflogen«). So werden z. B. bei einer Schlussdesinfektion eines Patientenzimmers (der Patient war lediglich nasal besiedelt mit »MRSA« kolonisiert) gerne MNS getragen, im Glauben, die Keime halten sich in der Luft und werden auch so übertragen. Dies ist noch häufig im Volksmund zu hören. Wenn jemand einen grippalen Infekt hat, »kam etwas angeflogen«, hat er sich was (über den Luftweg) »eingefangen«.

Um sich vor Keimen zu schützen, wird primär an die eigene Person gedacht. Also schützt sich das Reinigungspersonal mit MNS und Handschuhen. An eine Übertragung der Keime durch die Handschuhe auf den Reinigungswagen und dann weiter auf Oberflächen im Krankenhaus wird nicht gedacht.

Beispiel

Steht in einem Krankenhaus ein Demonstrationsraum, z. B. in einer Krankenpflegeschule, zur Verfügung, kann eine Patientenzimmersituation simuliert werden. Mit der Fluoreszenz können verschiedene Stellen im »Patientenzimmer« kontaminiert werden. Die Reinigungskraft bearbeitet wie üblich das Zimmer, ohne von der Kontamination zu wissen. Nach Abschluss der Reinigungsarbeiten wird der Raum abgedunkelt. Jetzt lässt sich gut erkennen, ob die Reinigungskraft Kontaminationen

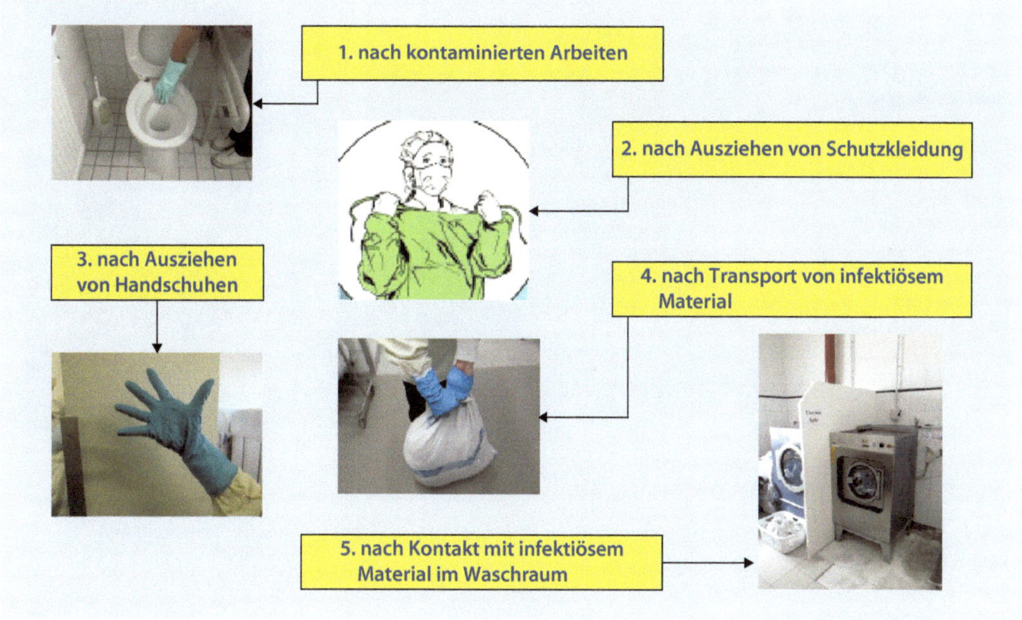

Abb. 8.5 Indikation für eine Händedesinfektion des Reinigungsdienstes

innerhalb des Patientenzimmers bereits weiter getragen und ob sie ihren Reinigungswagen ebenfalls kontaminiert hat.

Ein gutes Hilfsmittel hierfür ist das Set »Glow Check«, welches aus Fluoreszenzflüssigkeit, Marker mit Fluoreszenz, Stempel »Hygiene Check« und einer Schwarzlichttaschenlampe besteht (Firma Bode). Es eignet sich für Qualitätskontrollen vor Ort und im Arbeitsalltag der Reinigungsdienste sowie für Schulungszwecke (Abb. 8.6, Abb. 8.7).

Da in vielen Schulungen durch Objektleiter oder externe Dienstleister das Thema Hygiene viel zu kurz kommt, ist es die Aufgabe des hygieneverantwortlichen Teams im Krankenhaus, das Wissen der Reinigungskräfte zu prüfen und bei Bedarf nachzuschulen oder nachschulen zu lassen. Nehmen Sie hier den Reinigungsdienst in die Pflicht. Gehen Sie mit dem Objektleiter auf Station und beobachten Sie gemeinsam den Workflow der Reinigungskräfte vor Ort, z. B. in einem Isolierzimmer. So können die Schulungen entsprechend den Beobachtungen aufgebaut werden.

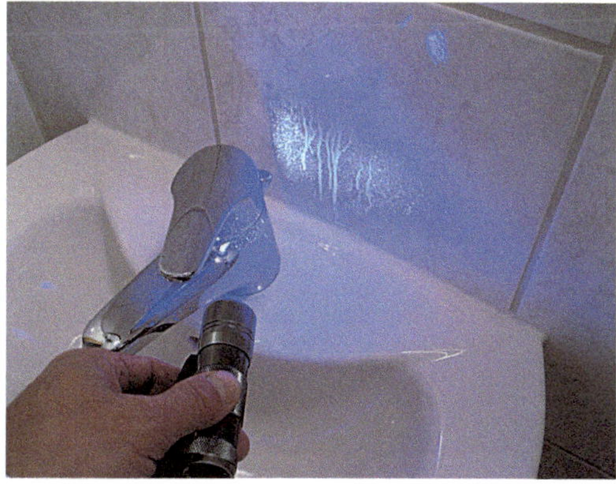

Abb. 8.6 Kontrolle des Reinigungserfolgs. (© Fa. Bode Chemie GmbH, mit freundlicher Genehmigung)

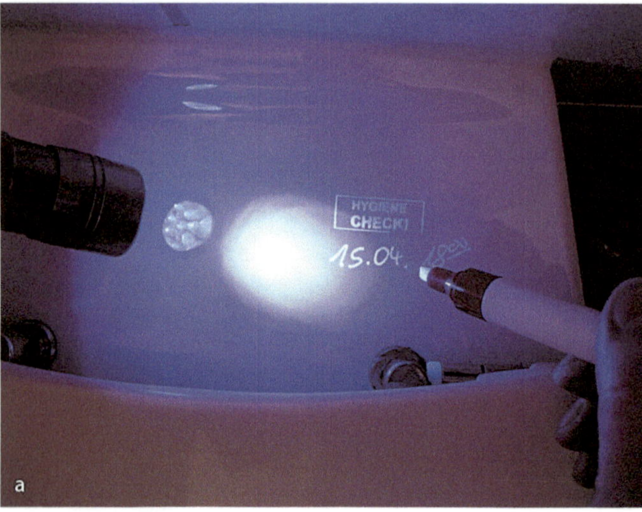

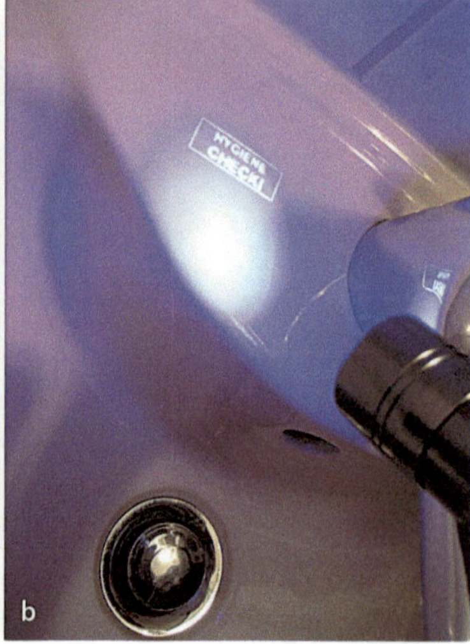

Abb. 8.7a, b Arbeitsutensilien für Hygienecheck. (© Fa. Bode Chemie GmbH, mit freundlicher Genehmigung)

8.3 Hintergrundwissen gibt Sicherheit

Meiner Meinung nach unterschätzen und unterfordern viele Reinigungsdienste einen Großteil ihrer Mitarbeiter. Es wird vorausgesetzt, dass sich Reinigungskräfte nicht für Hygienedetails interessieren. In ihrer täglichen Arbeit, z. B. im stationären Bereich, hören die Reinigungskräfte nur Schlagworte oder Kürzel wie MRSA, ESBL, MRGN oder Clostridium difficile und müssen die Zimmer dieser Patienten desinfizieren. Diese Kürzel machen Angst und unsicher, wenn nicht das mindeste Hintergrundwissen darüber vorhanden ist. Die Desinfektion wird durchgeführt, aber ohne zu wissen warum. In meinen Schulungen habe ich anfänglich mit leichtem Zweifel versucht, dem Reinigungspersonal zu erklären, was z. B. MRSA und 4 MRGN bedeuten und welche Schutzmaßnahmen bei der täglichen Desinfektionstätigkeit wichtig sind. Ich war auf das Äußerste positiv überrascht.

8.3.1 Schulungswissen: Übertragungswege von Krankheitserregern

Zunächst sollte gezeigt werden, auf welchem Wege Krankheitserreger im Krankenhaus verbreitet bzw. weitergetragen werden können und dass auch der Reinigungsdienst durch Unachtsamkeit bei seiner Arbeit zur Erregerverbreitung beitragen kann.

Prinzipiell gibt es drei Übertragungswege (▶ Übersicht).

Übertragungswege von Infektionskrankheiten

- 1. **Direkter Kontakt** von Mensch zu Mensch:
  - Trifft für den Reinigungsdienst nicht zu, da es keinen direkten Kontakt zum Patienten hat.
- 2. **Indirekter Kontakt** über Gegenstände:
  - Trifft für den Reinigungsdienst in hohem Maße zu.
  - Keimübertragungen können stattfinden über nicht gewechselte Hand-

schuhe, nicht desinfizierte Hände oder kontaminiertes Arbeitsgerät, z. B. per Reinigungswagen, und auf diese Weise in das nächste Patientenzimmer gelangen.
- Aber auch durch Handreichungen, z. B. wenn dem bettlägerigen Patienten beispielsweise eine Zeitschrift heruntergefallen ist.

- 3. Übertragung über den **Luftweg:**
  - Trifft für den Reinigungsdienst nur in eingeschränktem Maße zu.
  - Nur wenige infektiöse Erkrankungen werden über den Luftweg übertragen.

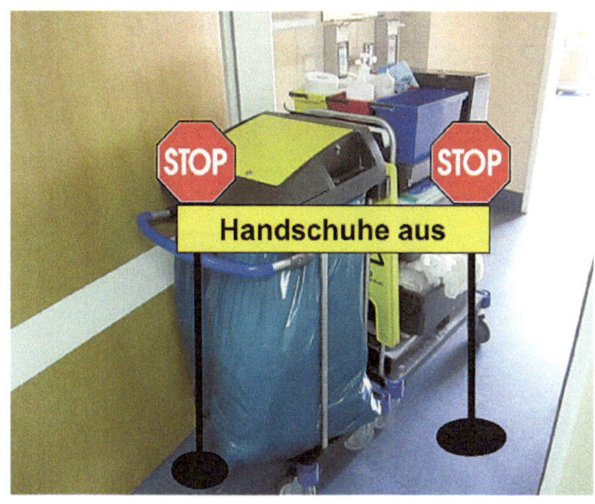

Abb. 8.8 Erregervehikel Handschuhe und Reinigungswagen: Den Wagen nie mit kontaminierten Handschuhen anfassen – Vorher Handschuhe ausziehen!

Für ein Reinigungsunternehmen stehen in der täglichen Praxis die Wege 1 und 2 im Vordergrund.

In Schulungen ist es sehr wichtig zu vermitteln, dass auch Reinigungswagen als Vehikel dienen, Krankheitserreger von Zimmer zu Zimmer zu tragen. Darum ist der Wechsel von kontaminierten Handschuhen unbedingt Pflicht - nach der Zimmerreinigung oder Desinfektion auszuziehen und Händedesinfektion durchführen, bevor der Reinigungswagen angefasst wird (Abb. 8.8).

Wenn das Reinigungspersonal versteht, dass auch über die Handschuhe die Krankheitserreger weitergetragen werden können, wird klar, warum der Reinigungswagen nicht mit kontaminierten Handschuhen angefasst werden darf.

In der Regel sind Reinigungskräfte offen für Neues. Sie sind sehr interessiert, warum und wie Keime sich vor Antibiotika schützen. Warum es so schwer ist, die multiresistenten Keime zu behandeln. Warum bei Clostridium difficile Peressigsäure benutzt werden muss. Warum und welche Schutzkleidung bei welcher infektiösen Erkrankung zu tragen ist.

Wenn das in einer Schulung erreicht wird, ist Hygiene plötzlich interessant. Die einzelne Reinigungskraft versteht, warum Hygiene und warum Reinigung und Desinfektion, warum auch ihre Arbeit wichtig ist.

8.4 Desinfektionsplan

Zur besseren Orientierung des Reinigungsdienstes sollte die Hygienefachkraft prüfen, wie bekannt die allgemeinen Reinigungs- und Desinfektionspläne sowie spezielle Desinfektionspläne für Isolierzimmer bei Reinigungskräften sind und bei Wissenslücken vertieft schulen.

Bei den allgemeinen Plänen kann mit der Nummerierung am Piktogramm nochmals auf die Wichtigkeit der Arbeitsreihenfolge eingegangen werden.

Beim Desinfektionsplan für Patientenzimmer mit kolonisierten oder infizierten Patienten wird nochmal darauf hinzuweisen sein, bei welcher infektiösen Erkrankung mit welchen Flächendesinfektionsmitteln wischdesinfiziert werden muss. Solche Folien unterstützen bei Schulungen die Wichtigkeit der korrekten Desinfektion (Abb. 8.9, Abb. 8.10).

Klinik Gesundbrunnen	Desinfektionsplan Reinigungsdienst		Zimmerreinigung Patientenzimmer u. Isolierzimmer
Was	**Durchführung**	**Wie**	**Womit**
(1) 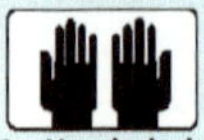 1 x Handschuhe	immer mit Einmalhandschuhe arbeiten Frische Handschuhe für jedes Zimmer. **Vor Verlassen des Zimmers Handschuhe aus und Händedesinfektion**	Nach Kontakt mit sichtbaren Körper-flüssigkeiten/ Aus-scheidungen sofort Handschuhwechsel	
(2) 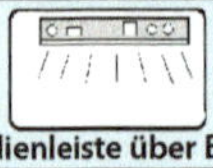 Medienleiste über Bett	täglich und bei Bedarf bei sichtb. Kontamination mit Körperflüssigkeiten/ Ausscheidungen	reinigen wischdesinfizieren	**siehe Reinigungsplan** **Desinf.mittel X 0,5%**
(3) 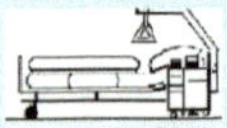 Bettplatz/ Nachttisch	täglich und bei Bedarf bei sichtbarer Kontamination mit Körperflüssigkeiten/ Ausscheidungen	reinigen von oben nach unten wischdesinfizieren	**siehe Reinigungsplan** **Desinf.mittel X 0,5%**
(4) 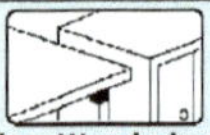 freie Flächen Wandschmuck	täglich und bei Bedarf bei sichtbarer Kontamination mit Körperflüssigkeiten/ Ausscheidungen	reinigen wischdesinfizieren	**siehe Reinigungsplan** **Desinf.mittel X 0,5%**
(5) 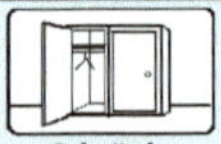 Schränke	täglich und bei Bedarf bei sichtbarer Kontamination mit Körperflüssigkeiten/ Ausscheidungen	reinigen wischdesinfizieren	**siehe Reinigungsplan** **Desinf.mittel X 0,5%**
(6) 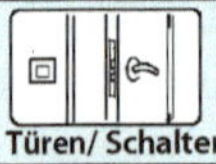 Türen/ Schalter	täglich und bei Bedarf bei sichtbarer Kontamination mit Körperflüssigkeiten/ Ausscheidungen	reinigen wischdesinfizieren	**siehe Reinigungsplan** **Desinf.mittel X 0,5%**
(1) 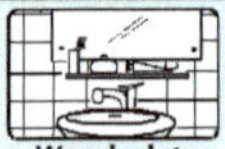 BAD Waschplatz	täglich und bei Bedarf: Spiegel, Ablage, Armaturen, Waschbecken innen- außen bei sichtbarer Kontamination mit Körperflüssigkeiten/ Ausscheidungen	reinigen wischdesinfizieren	**siehe Reinigungsplan** **Desinf.mittel X 0,5%**
(2) 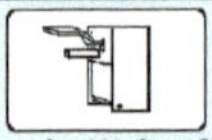 Wandspender/ Halter für Einmalhandtücher	täglich Oberfläche bei Flaschenwechsel	reinigen Seifenspender durchspülen	**siehe Reinigungsplan** **mit heißem Wasser**
(3) 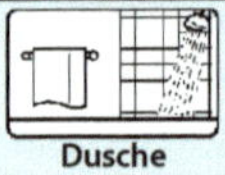 Dusche	täglich und bei Bedarf bei sichtbarer Kontamination mit Körperflüssigkeiten/ Ausscheidungen	reinigen wischdesinfizieren	**siehe Reinigungsplan** **Desinf.mittel X 0,5%**
(4) 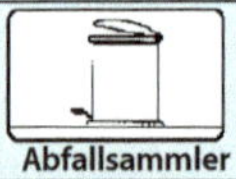 Abfallsammler	täglich und bei Bedarf bei sichtbarer Kontamination mit Körperflüssigkeiten/ Ausscheidungen	reinigen wischdesinfizieren	**siehe Reinigungsplan** **Desinf.mittel X 0,5%**
(5) 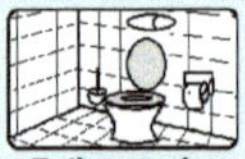 Toilettenplatz	täglich und bei Bedarf: Deckel oben- unten, Brille- oben- unten, Schüssel- außen- innen Papierhalter, Toilettenbürste/ Halterung bei sichtbarer Kontamination mit Körperflüssigkeiten/ Ausscheidungen	reinigen wischdesinfizieren	**siehe Reinigungsplan** **Desinf.mittel X 0,5%**
(6) 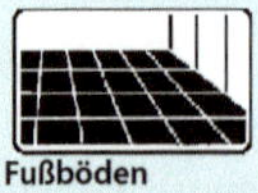 Fußböden 1. Patientenzimmer 2. Bad	täglich und bei Bedarf bei sichtbarer Kontamination mit Körperflüssigkeiten/ Ausscheidungen	reinigen wischdesinfizieren	**siehe Reinigungsplan** **Desinf.mittel X 0,5%**

Keine Armbanduhr, Kein Handschmuck (auch Ehering), Keine künstlichen Fingernägel, Nagellack, Nagelgel (TRBA 250). Nach Kontamination mit potentiell infektiösem Material (z.B. Blut, Sekrete, Exkrete) sofort, gezielte Wischdesinfektion mit Einmaltuch und Flächendesinfektionsmittel / Flächendesinfektion nicht sprühen, sondern wischen / Nach Wischdesinfektion (kein Nachtrocknen) können Flächen wieder benutzt werden, sobald von selbst getrocknet / Umgang mit Desinfektions- und Reinigungsmitteln immer mit Handschuhen (TRBA 250) / Ansetzen von Desinfektionsmitteln nur mit kaltem Wasser (Vermeidung schleimhautreizender Dämpfe).
Schlußdesinfektion bedeutet: Wischdesinfektion alle Kontaktoberflächen und des Fußbodens. **Flächendesinfektionsmittel bei Clostridium difficile- Peressigsäure nach Herstellerangaben.**

Abb. 8.9 Desinfektionsplan mit Nummerierung an den Piktogrammen

Reinigungsdienst im Einsatz »Isolierzimmer« Beispiel

Desinfektion	MRSA	Noroviren	C. diff.	ESBL	VRE
Wischdesinfektion patientennaher Flächen	x	Ja/ Nein und Häufigkeit siehe Hygieneplan			
	Station X x tgl.	Toilettenstuhl, Personaltoiletten Dosierung beachten!	Peressigsäure 1%		Station X x tgl.
Laufende Fußboden-desinfektion	x	Ja/ Nein und Häufigkeit siehe Hygieneplan			
		Dosierung beachten!	Peressigsäure 1%		
Schlussdesinfektion	x	Ja/ Nein und Häufigkeit siehe Hygieneplan			

Abb. 8.10 Desinfektionsplan für Isolierzimmer

In mehreren Studien ist hinreichend beschrieben, wie unsachgemäße Desinfektion von Flächen und Gegenständen in bestimmten sensiblen Bereichen nosokomiale Infektionen verursachen können, bis hin zu Todesfällen. Diese Studien sollten genannt werden, um deutlich zu machen, wie wichtig eine korrekte Flächendesinfektion ist.

- **Studie: Engelhart et al. (2002), Verwechslung Reinigung- mit Desinfektionsmitteln**

So beschreiben die Studienergebnisse, dass eine Reinigungskraft statt einer Desinfektionslösung lediglich eine Reinigungslösung angesetzt hatte. Durch diese Verwechslung wurden in der Apotheke eines Krankenhauses die Reinraumwerkbank sowie das Zubehör zum Vorbereiten von Infusionen (Zytostatikalösungen für eine onkologische Station) nur mit der Reinigungslösung abgewischt. Durch die fehlende Wischdesinfektion der Werkbank sowie der Materialien zur Herstellung von Infusionen wurde der Keim Pseudomonas aeruginosa (Nasskeim, z. B. aus der Wasserleitung) nicht abgetötet. Bei mehreren Patienten, die mit den Infusionen therapiert wurden, traten anschließend Pneumonien, Sepsen, Wund- und Hautinfektionen auf, die in Zusammenhang mit den Infusionen standen.

Die Reinigungskraft hatte mit Leitungswasser die Reinigungslösung in einer Plastiksprayflasche angesetzt. Da Leitungswasser nicht keimfrei ist, haben sich die typischen Nasskeime bei Raumtemperatur gut vermehren können. Erschwerend kam hinzu, dass es einige Tage gedauert hat, bis die Sprayflasche leer war und nachgefüllt werden musste.

- **Studie: Reiss et al. (2000), Falsche Dosierung von Desinfektionsmitteln**

Diese Studie zeigt, dass wegen Schleimhautirritationen beim Personal, eine Desinfektionslösung statt wie vom Hersteller empfohlen von 0,5% auf 0,25% verdünnt wurde. Dadurch war das Desinfektionsmittel unwirksam bzw. selbst mit dem

Tab. 8.1 Persistierende Erreger auf Oberflächen

Erreger	Persistenzdauer
Escherichia coli	1,5 Stunden bis 6 Monate
Klebsiella spp.	2 Stunden bis 30 Monate
Pseudomonas aeruginosa	6 Stunden bis 16 Monate
Staphylococcus aureus	7 Tage bis 7 Monate
Streptococcus pneumoniae	1 Tag bis 20 Tage
Haemophilus influenzae	12 Tage
Norovirus	8 Stunden bis 7 Tage
Rotavirus	6 Stunden bis 60 Tage
Influenzavirus	1 Tag bis 2 Tage
Adenovirus	7 Tage bis 3 Monate

Keim Klebsiella oxytoca kontaminiert. Auf einer Neugeborenen-Intensivstation traten daraufhin 28 Sepsis-Fälle, elf mit septischem Schock auf, an dem zwei Neugeborene verstarben. Über die Hände der Ärzte und des Pflegepersonals sowie über Gegenstände, die von diesen angefasst wurden, kam es zur Übertragung der Keime in die Inkubatoren und von dort auf die Säuglinge.

- **Studie: Kramer et al. (2006), Erreger auf Oberflächen**

Diese Studie weist darauf hin, dass unterschiedliche Keime auf Oberflächen über längere Zeiträume überleben (persistieren) können. Staphylococcus-aureus-Erreger z. B. (auch MRSA) können auf Oberflächen bis zu 7 Monate, Darmbakterien bis zu 30 Monate auf Oberflächen infektiös bleiben. Selbst das augenscheinlich einfache Staubwischen ist demnach eine wichtige Funktion in der Verminderung von Oberflächenkeimen. Vereinfacht formuliert kann gesagt werden, eine saubere Oberfläche ist eine keimarme Oberfläche (Tab. 8.1).

8.5 Bewusstsein um die eigene Wichtigkeit

Allgemein bekannt ist die Tatsache, dass der Beruf Reinigungsdienst keine Lobby hat. Das bedeutet, dass zunächst das Selbstbewusstsein des Reinigungspersonals gestärkt werden sollte. Mit entsprechend illustrierten Folien in einer PowerPoint-Präsentation ist das gut zu erreichen.

Der Reinigungsdienst ist eine der wenigen Berufsgruppen, die täglich in mehreren Bereichen eines Krankenhauses tätig werden kann. Die Reinigungskraft kann geplant in unterschiedlichen Bereichen arbeiten oder beispielsweise zunächst in dem ihr zugeteilten Bereich, muss aber direkt im Anschluss (z. B. Ausfall einer Kollegin) in einem anderen Bereich aushelfen (Abb. 8.11).

> **Reinigungskräfte müssen flexibel einsetzbar sein. Hygienisches Fachwissen bezüglich Übertragungswege und allgemein über infektionspräventives Arbeiten ist unbedingt notwendig.**

Der gut geschulte Reinigungsdienst leistet einen großen Beitrag, dass Krankheitserreger inner-

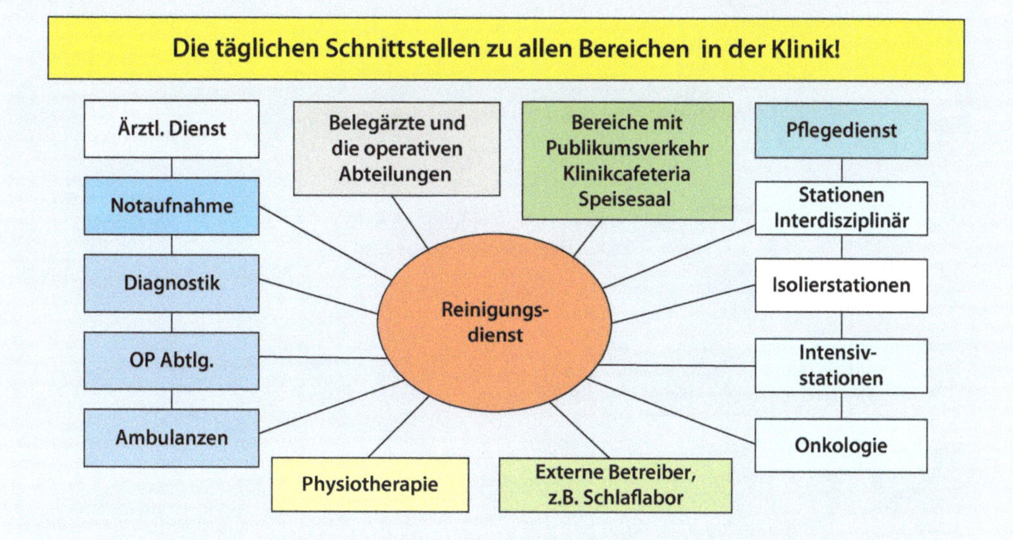

Abb. 8.11 Schnittstellen Reinigungsdienst und Krankenhausabteilung

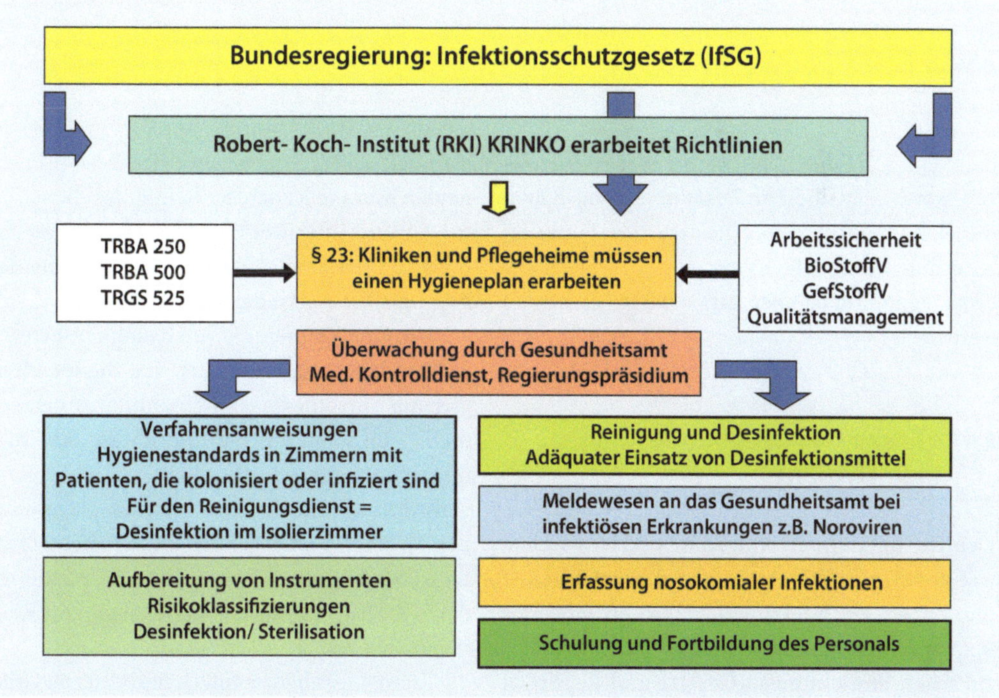

Abb. 8.12 Infektionsschutzgesetz und Regelungen

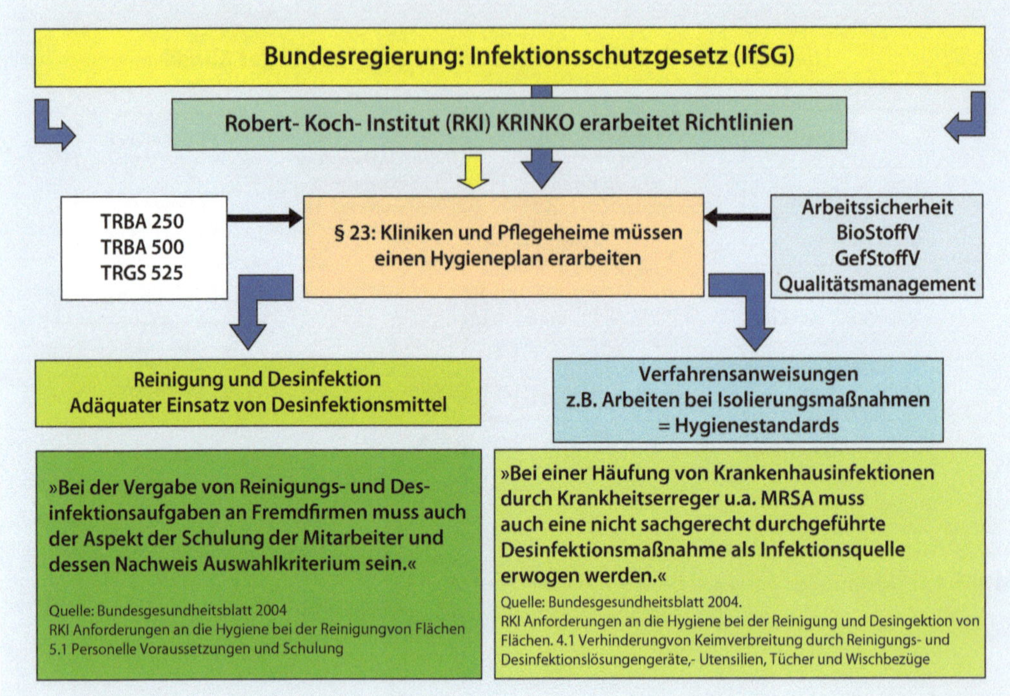

Abb. 8.13 Reinigungsdienst im Fokus des RKI

halb eines Krankenhauses nicht weitergetragen werden. In diesem Zusammenhang haben die Reinigungsdienste eine wichtige Funktion zu erfüllen und sollten von den Auftraggebern ernst genommen, aber auch daran gemessen werden.

8.6 Kurze Gesetzeskunde zur Hygiene

Dem Reinigungspersonal sollte erklärt werden, wie die Hygiene in Deutschland organisiert ist und dass es ein Infektionsschutzgesetz gibt. Das Reinigungspersonal erfährt damit, dass in medizinischen Einrichtungen Gesetze und Regeln zu befolgen sind. Jeder Reinigungskraft sollte klar sein, dass medizinische Einrichtungen verpflichtet sind, einen Hygieneplan zu erarbeiten und dass Reinigung und Desinfektion ein fester Bestandteil dieses Planes sind. An diesem Hygieneplan muss sich auch der Reinigungsdienst, von extern und intern orientieren. Die stärker umrandeten Felder sind Themen, die auch den Reinigungsdienst betreffen (Abb. 8.12).

Um eine Verbreitung von Krankheitserregern größtmöglich zu verhindern, hat die Bundesregierung verschiedene Maßnahmen unternommen. Nun kann auf die Entstehung des Infektionsschutzgesetzes, die Medizinische Hygieneverordnung und die bundesweiten Regelungen der TRBA 250 eingegangen und erklärt werden. Es ist wichtig darzustellen, dass Empfehlungen der KRINKO zu befolgen sind, auch von Reinigungsdiensten.

Reinigungsdienste intern und externe Unternehmen sollten wissen, dass bei gehäuftem infektiösem Vorkommen in einem Krankenhaus auch der Reinigungsdienst in den Fokus bei der Fehlersuche kommen kann (Abb. 8.13).

Literatur

Engelhart S, Kriek L, Glasmacher A, Fischnaller E, Exner M (2002) Pseudomonas aeruginosa. An outbreak in a hematology/oncology unit associated with contaminated surface cleaning equipment. J Hospital Infect 52: 93–98

Kramer A, Schwebke I, Kampf G (2006) How long do nosocomial pathogens persist on inanimate surfaces? A systemic review BMC Infect Dis 6: 130

KRINKO: Anforderungen an die Hygiene bei der Reinigung und Desinfektion von Flächen. 5.1 Personelle Voraussetzungen und Schulung. Bundesgesundheitsblatt 2004

Reiss I et al. (2000) Disinfectant contaminated with Klebsiella oxytoca as a source of sepsis in babies. Lancet 356:310

TRBA 250 (2014) 5.2 Unterweisung. Bundesarbeitsblatt

Ausblick – Der Reinigungsdienst der Zukunft

L.C. Weber

L.C. Weber, *Reinigungsdienste und Hygiene in Krankenhäusern und Pflegeeinrichtungen*,
DOI 10.1007/978-3-662-52723-8_9, © Springer-Verlag Berlin Heidelberg 2016

Bei Wasch- und Reinigungsvorgängen im Rahmen einer Gebäudereinigung sind nach Sinner vier gleichwichtige Faktoren beteiligt (■ Abb. 9.1). Bei Reinigungs- und Desinfektionsarbeiten in Krankenhäusern und Pflegeeinrichtungen könnten diese vier Faktoren im übertragenen Sinne um den der Hygiene ergänzt werden. Die Faktoren **Chemie** (richtiges Desinfektionsmittel), **Zeit** (Einwirkungs-zeit der Desinfektionsmittel) und **Temperatur** (Ansetzen einer Desinfektionslösung) treffen auf die korrekte Herstellung einer Desinfektionslösung und Durchführung einer Desinfektionsmaßnahme zu. Der Faktor **Mechanik** weist auf eine vorschriftsmäßige Wischdesinfektion hin. Der Kreis von Sinner könnte um den Faktor Hygiene erweitert werden und könnte im Sinne einer infektionspräventiven Arbeit des Reinigungsdienstes fester Bestandteil des Selbstverständnisses von Reinigungsunternehmen werden (■ Abb. 9.2).

9

Für Reinigungskräfte ist ein gutes hygienisches Grundwissen bezüglich Übertragungswege unbedingt notwendig. Der gut geschulte Reinigungsdienst leistet einen großen Beitrag, dass Krankheitserreger innerhalb eines Krankenhauses nicht weitergetragen werden. In diesem Zusammenhang haben die Reinigungsdienste eine wichtige Funktion zu erfüllen und sollten von den Auftraggebern ernst genommen, aber auch daran gemessen werden.

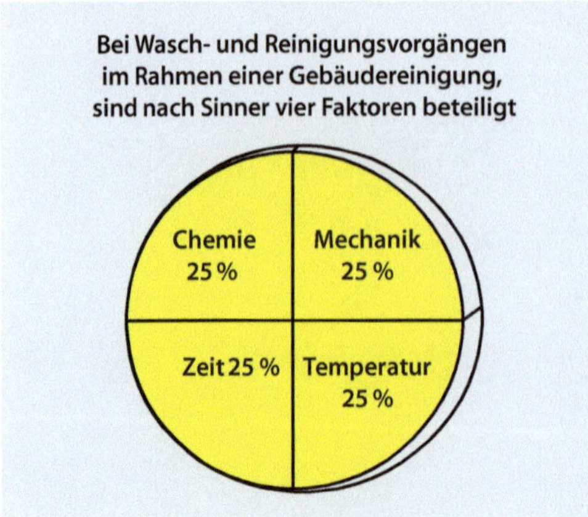

■ **Abb. 9.1** Sinner-Kreis. (Adaptiert nach Lutz 2008)

> **Reinigungsdienste stehen ebenso wie andere Berufsgruppen in der Hygieneverantwortung.**

Geschäftsführer in Krankenhäusern und Pflegeeinrichtungen sollten bei der Auswahl von Reinigungsunternehmen die Hygienefachkraft hinzuziehen. Bei Vertragsverhandlungen ist zu beachten, dass ausschließlich in der Hygiene geschulte Reinigungsdienste den Zuschlag bekommen. Das Reinigungspersonal muss die deutsche Sprache so gut verstehen, dass Fortbildungen und Schulungen verstanden werden.

Tipp

Die Verträge mit Reinigungsdiensten sollten prozessbezogen gestaltet werden. Die Arbeitsmaterialien und die Reihenfolge der Reinigung und Desinfektion, z. B. eines Patientenzimmers können vertraglich festgelegt werden.

Ärztliche Direktoren tragen die Verantwortung für die Hygiene in Krankenhäusern. Sie sollten die Tätigkeit der Reinigungsdienste nicht aus den Augen verlieren und ernst nehmen. Die Hygienefachkräfte können entsprechend unterstützend tätig werden.

Vor dem Hintergrund der zunehmenden bakterieller Resistenzen, oder auch in Zeiten von 4 MRGN ist es höchste Zeit, dass Reinigungsdienste, interne wie externe, sich einer zeitgemäßen, effizienten infektionsprophylaktischen Arbeitsweise zuwenden.

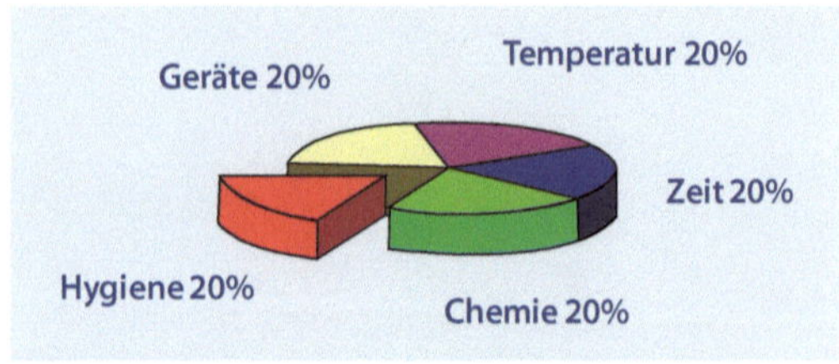

■ **Abb. 9.2** Ergänzung des Sinner-Kreises in medizinischen Einrichtungen durch den Faktor Hygiene

Tipp

In Ihrer Funktion als Hygienefachkraft, sollten Sie den Reinigungsdienst beraten, schulen und begleiten. Hierbei gilt es, die Reinigungskräfte zu motivieren und ihnen immer wieder vor Augen zu führen, dass ihre Tätigkeit wichtig ist. Schulungen sollten immer auf dem neuesten Stand sein.

Tipp

In den Ausbildungslehrgängen für Hygienefachkräfte sollte ausreichend Zeit eingeplant werden, damit vermittelt werden kann, wie ein guter Reinigungsdienst aufgestellt ist, worauf bei der Auswahl, Schulung und Begleitung der Reinigungsdienste zu achten ist.

Motivierte Reinigungskräfte sind neugierig auf hygienerelevante Informationen und Zusammenhänge. Auch außerhalb des streng beruflichen Blickfeldes sind sie aufgeschlossen. Dienstleister bieten Lern- und Hilfsmittel an, dass Reinigungskräfte auch gern selbst ihre Tätigkeit kritisch sehen und Eigenbewertungen durchführen (◘ Abb. 9.3).

Es bleibt zu hoffen, dass die Kommissionen und Ausschüsse, die sich mit hygienerelevanten Arbeitsweisen in medizinischen Einrichtungen befassen (z. B. KRINKO, TRBA), die Tätigkeit der Reinigungsdienste in medizinischen Einrichtungen genauer benennen (◘ Abb. 9.4).

Die Hygienefachkraft kann ihrem Reinigungsdienst Vorschläge unterbreiten, wie die

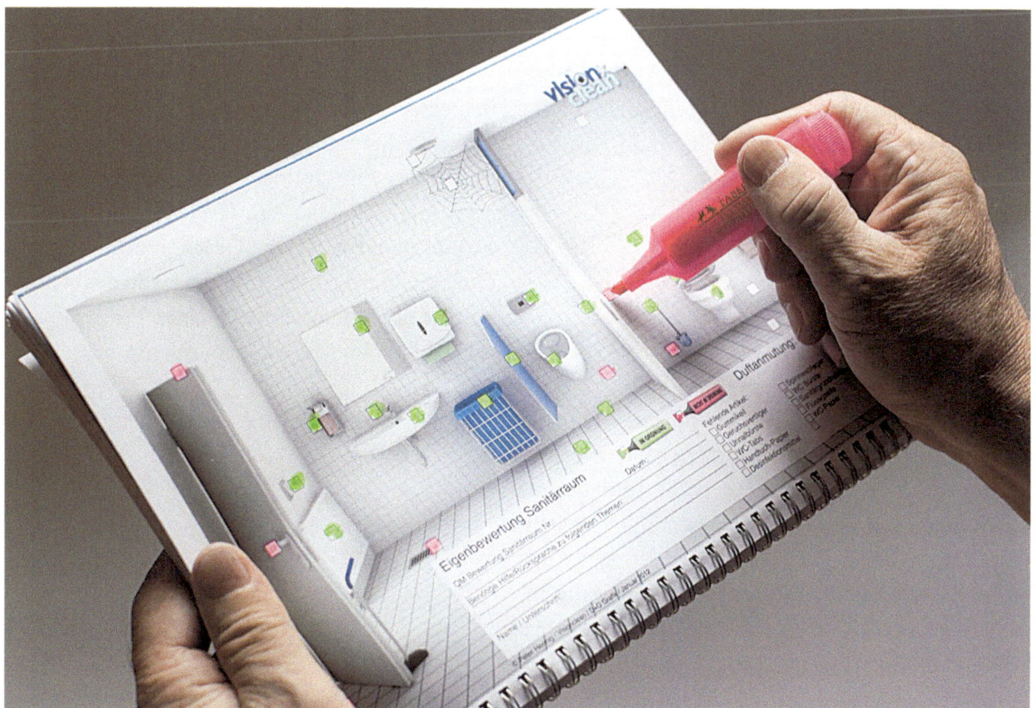

◘ **Abb. 9.3** Eigenbewertung zu Schulungszwecken: »Grüner Filzstift: das war in Ordnung; roter Filzstift: da muss ich mich noch verbessern«. (© Grafik: P. Hennig/Fa. Visionclean, mit freundlicher Genehmigung)

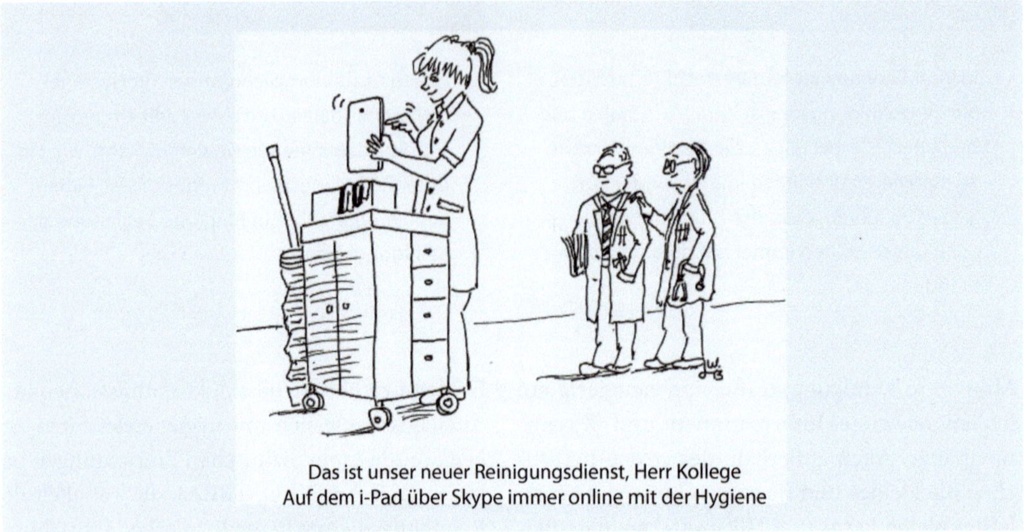

Das ist unser neuer Reinigungsdienst, Herr Kollege
Auf dem i-Pad über Skype immer online mit der Hygiene

Abb. 9.4 Reinigungsdienst mit iPad

Reinigung und Desinfektion unter hygienischen Gesichtspunkten verbessert werden kann. Hierbei gibt es Optimierungen und Einsparungen. Vor allem die kostenneutralen Punkte könnten Sie mit dem Reinigungsdienst in Angriff nehmen. Hier muss sich der Reinigungsdienst teilweise nur von alten Gewohnheiten und Arbeitsabläufen trennen.

> **Die Geschäftsführung von Krankenhäusern und Pflegeeinrichtungen wird kostenneutrale Verbesserungen der Reinigungs- und Desinfektionsarbeiten positiv aufnehmen (Abb. 9.5).**

In den Bemühungen um eine bessere Hygiene zur Senkung von Infektionsraten sind alle Berufsgruppen in Krankenhäusern und Pflegeeinrichtungen aufgefordert, ihr Bestmöglichstes zu tun. Hierzu gehört auch eine nachhaltige, wechselseitige Unterstützung und Wertschätzung in der täglichen Arbeit des Reinigungsdienstes (Abb. 9.6).

In Bezug auf das Krankenhausstrukturgesetz empfiehlt es sich, dass Reinigungsdienste sich kritisch hinterfragen und sich z. B. anhand einer Liste für die Zukunft neu aufstellen (Tab. 9.1).

Ich wünsche allen Hygieneverantwortlichen, den externen Reinigungsunternehmen und dem internen Reinigungsdienst in Krankenhäusern und Pflegeeinrichtungen Mut für Veränderungen, Geduld, eine erfolgreiche und positive Zusammenarbeit. Die Geschäftsführung, das Qualitätsmanagement und die Hygieneabteilung eines Krankenhauses oder einer Pflegeeinrichtung sollten hier zusammenarbeiten.

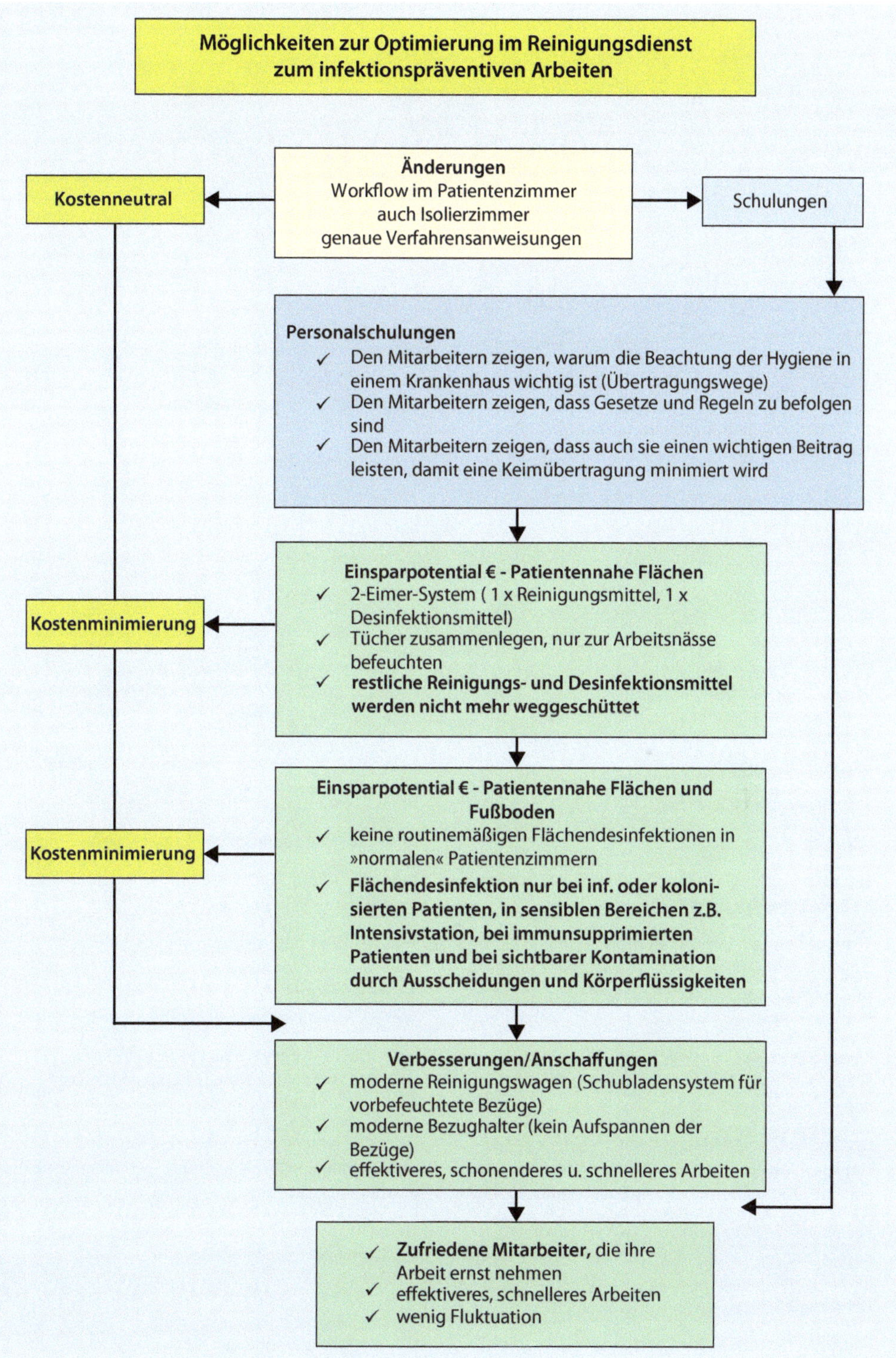

Abb. 9.5 Möglichkeiten zur Optimierung und Einsparungen

„Ja, ja Herr Kollege, ist mir bekannt. Der Reinigungsdienst ist auch wichtig.
Er trägt seinen Teil zur Infektionsprävention bei."

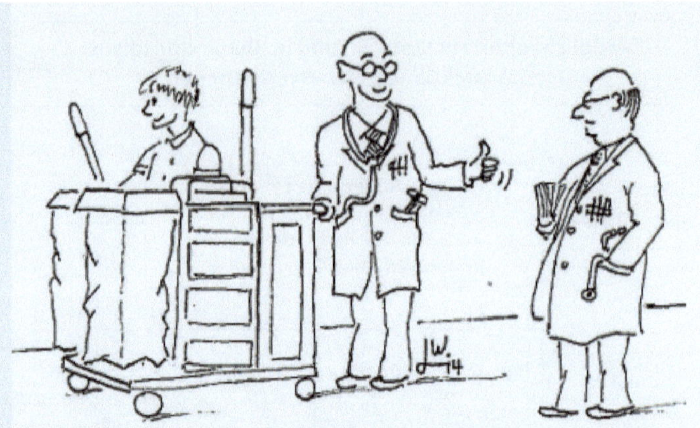

Abb. 9.6 Anerkennung des Reinigungsdienstes

Tab. 9.1 Die Zukunft – der Wunsch

Hygienebewusstes Arbeiten aller Reinigungsdienste in medizinischen Einrichtungen	Empfehlungen der KRINKO, TRBA 250, BiostoffV, TRGS 525 verbindliche Regeln und Gesetze biologische Arbeitsstoffe betreffend
Schutzhandschuhe	TRBA 250: 4.1.2 Hygienische Händedesinfektion
Schutzhandschuhe und Hautschutz	TRBA 250: 4.1.3 Hautschutz und Pflege
Schmuck und Fingernägel	TRBA 250: 4.1.7 Schmuck und Fingernägel
Betriebsanweisungen für hygienerelevante Tätigkeiten, Desinfektion eines Patientenzimmers	TRBA 250: 7 Betriebsanweisung BioStoffV § 14 Betriebsanweisung
Regelmäßige Schulung des Personals in korrekten hygienischen Verhaltensweisen sowie Wissenserweiterung infektiologischer Zusammenhänge durch die Hygienefachkraft	BioStoffV: § 14 Unterrichtung der Beschäftigten TRBA 250: 7 Betriebsanweisung und 7.1.2 Unterrichtung der Beschäftigten KRINKO: Schulungsstatus Reinigungsdienst
Klare Verfahrensanweisungen über die Benutzung von Schutzkleidung, z. B. beim Ansetzen von Desinfektionsmitteln	TRBA 250: 7.1.1 persönliche Schutzausrüstung TRGS 525: 7 Tätigkeiten mit Desinfektionsmittel
Regelmäßige Unterweisung beim Umgang mit Zytostatikakontaminationen und deren Entfernung durch den entsprechenden Sicherheitsbeauftragten im Hause	TRGS 525: 4 Arzneimittel mit krebserzeugenden, erbgutverändernden und fortpflanzungs-gefährdenden Eigenschaften, CMS Stoffe
Zusammengefaltete Reinigungstücher werden mit jeweils frischen Handschuhen den Eimern entnommen. Ein Eimer mit Reinigungslösung/ein Eimer mit Desinfektionslösung	KRINKO: Anforderungen an die Hygiene bei der Reinigung und Desinfektion von Flächen
Regelmäßige Unterweisung in HACCP bei Serviceleistungen im stationären Bereich	KRINKO: Anforderungen an die Hygiene bei der Lebensmittelversorgung und ihre Qualität

Tab. 9.1 (Fortsetzung)

Hygienebewusstes Arbeiten aller Reinigungsdienste in medizinischen Einrichtungen	Empfehlungen der KRINKO, TRBA 250, BiostoffV, TRGS 525 verbindliche Regeln und Gesetze biologische Arbeitsstoffe betreffend
Gründliches, arbeitstägliches Reinigen des gesamten Arbeitsgerätes (Wagen, Mopphalter). Mopphalter zum Trocknen aufgeklappt lagern	KRINKO: Anforderungen an die Hygiene bei der Reinigung und Desinfektion von Flächen
Im »Waschraum« Trennung »unrein« und »rein«. Bei räumlicher Enge in Absprache mit dem zuständigen Gesundheitsamt zumindest optische Trennung	KRINKO: Anforderungen an die Wäsche in Gesundheitseinrichtungen
Im »Waschraum« korrekte Handwaschplätze mit Wandspendern für Händedesinfektionsmittel, Flüssigseife und Einmalhandtuchspender	TRBA 250: 4.1.1 Bauliche und technische Maßnahme
Eine professionelle Waschmaschine und Trockner	KRINKO: Anforderungen an die Wäsche in Gesundheitseinrichtungen
Regelmäßige mikrobiologische Kontrolle der Waschmaschine	KRINKO: Anforderungen an die Wäsche in Gesundheitseinrichtungen

Literatur

Deutsche Gesellschaft für Krankenhaushygiene, »Hygienekriterien für den Reinigungsdienst«; Hyg Med 2013

KRINKO (2003) Richtlinie für Krankenhaushygiene und Infektionsprävention. 4.4.3 und 6.4 Anforderungen der Hygiene an die Wäsche aus Einrichtungen des Gesundheitsdienstes. Elsevier, Urban & Fischer, München 2003

Lutz M (2008) Praxisleitfaden Gebäudereinigung. ecomed Sicherheit, Heidelberg

TRBA 250 (2015) Technische Regeln für biologische Arbeitsstoffe. Bundesgesundheitsblatt

TRGS 525 (2015) Technische Regeln für Gefahrstoffe: Gefahrstoffe in Einrichtungen der medizinischen Versorgung. Bundesgesundheitsblatt

Verordnung über Sicherheit und Gesundheitsschutz bei Tätigkeiten mit biologischen Arbeitsstoffen – BioStoffV (2013)

Serviceteil

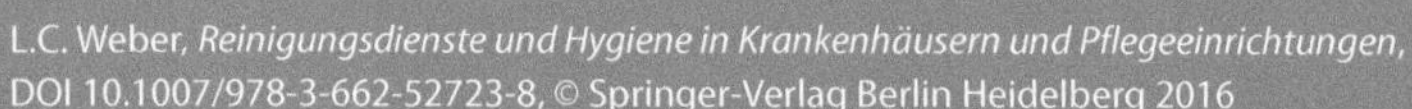
L.C. Weber, *Reinigungsdienste und Hygiene in Krankenhäusern und Pflegeeinrichtungen*,
DOI 10.1007/978-3-662-52723-8, © Springer-Verlag Berlin Heidelberg 2016

Stichwortverzeichnis

A

B

C

D

E

F

G

H

I

K

L

M

N

O

P

Q

R

S

T

U

V

W

Z